ALLO DOCTEURS

Cécile Guéry Riquier

En finir avec les TROUBLES DU SOMMEIL

LAROUSSE

PRÉFACE

Depuis 20 ans que nous décryptons la santé à la télévision, nous avons appris à écouter et à comprendre vos demandes, vos inquiétudes, vos colères, vos doutes, vos besoins, vos envies dans le domaine de la santé.

Nous avons aussi appris à répondre à ces questionnements et la façon de le faire. Pour expliquer sans inquiéter. Pour informer sans blesser. Pour conseiller sans culpabiliser.

Nous avons appris enfin que celles et ceux qui s'intéressent à leur santé avaient changé.

Si, longtemps et un peu caricaturalement, les mères de famille étaient chargées de la santé du foyer, aujourd'hui, les hommes, les jeunes et les personnes âgées investissent ce domaine. Parce qu'ils ont découvert que la prévention existait, tout comme les dépistages, et qu'il était donc possible d'agir sur sa santé. Rester en bonne santé le plus longtemps possible dépend certes de la génétique, mais aussi de chacun d'entre nous. Voilà qui est rassurant.

Hygiène de vie, alimentation, activité physique et bien-être psychique sont aujourd'hui des éléments essentiels de la vie des Français, qu'ils soient en bonne santé ou malades.

Et les patients ? Eux aussi ont changé. Devenus acteurs à part entière de leur maladie, ils s'informent, échangent et choisissent au lieu de subir. De guérir, certes, quand cela est possible, mais aussi de bien vivre le temps des traitements ou le temps qui reste. Les médecines dites non conventionnelles ont ainsi émergé, permettant de soulager, d'apporter un bien-être, une écoute, très demandés à notre époque.

Toutes ces évolutions, nous les avons suivies et avons adapté notre écoute et nos réponses.

Cette collection Allo Docteurs est la suite logique de tout cet apprentissage. Mettre sur papier et donner accès à toutes ces connaissances nous a paru utile pour rendre le plus de services possible dans tous les domaines pour lesquels nous sommes sollicités.

Il en est ainsi de ce thème : les troubles du sommeil.

Les troubles du sommeil, lorsqu'ils perdurent, peuvent altérer la qualité de vie. D'où l'importance bien sûr de consulter si nécessaire pour rechercher une pathologie et bénéficier de soins adaptés, mais aussi et peut-être surtout de connaître les clefs d'un bon sommeil. Voici explications, conseils et astuces qui aident le plus naturellement possible à faire de ces heures incontournables un allié de notre santé.

Dr Marina Carrère d'Encausse

SOMMAIRE

Comprendre

Agir

Quiz : vrai ou faux ?
LES IDÉES REÇUES SUR LE SOMMEIL

FAUX

QUI DORT DÎNE.

Aller se coucher sans dîner est une très mauvaise idée, comme vous pourrez le lire dans le chapitre sur l'alimentation du présent livre. Cette expression date du Moyen Âge : celui qui dormait dans une auberge devait aussi y dîner, l'équivalent de nos chambres d'hôtes.

VRAI

LE SOMMEIL EST LA MOITIÉ DE LA SANTÉ.

La moitié de la santé, difficile à dire, mais comme nous allons le voir, le sommeil est indispensable au bon fonctionnement de notre organisme. Sans de bonnes nuits de sommeil, bien manger et pratiquer une activité physique ne suffisent pas. C'est l'ensemble des trois qui permet une bonne santé.

FAUX

LA SIESTE EMPÊCHE DE DORMIR.

Mais tout dépend de la durée de la sieste. Une sieste de vingt minutes ne vous empêchera pas de dormir le soir, surtout si vous la faites juste après votre déjeuner.

VRAI, MAIS PAS TROP TARD…

IL FAUT RÉVISER SES LEÇONS AVANT DE DORMIR POUR LES CONNAÎTRE LE LENDEMAIN.

Il ne faut pas que cette révision grignote sur votre temps de sommeil. Faire une nuit blanche avant un examen, c'est réduire de 40 % votre capacité de retenir de nouvelles informations. C'est dans la nuit qui suit la lecture qu'a lieu le processus de consolidation des informations. Alors si vous ne dormez pas…

FAUX

LE JUS D'ORANGE EMPÊCHE DE DORMIR.

Ni le jus d'orange ni la vitamine C n'empêchent de dormir. En revanche le café, les sodas, les boissons énergisantes ne sont pas vos alliés pour bien dormir...

VRAI ET FAUX

ON PEUT RÉPARER SA DETTE DE SOMMEIL EN DORMANT PLUS TARD LE WEEK-END.

Grâce à la pression de sommeil, vous allez probablement dormir plus tard le week-end puisque vous ne serez pas tiré du lit par votre réveil. Mais deux grasses matinées ne rattrapent pas les nuits trop courtes de la semaine.

VRAI

LES LUMIÈRES DES ORDINATEURS ET DES SMARTPHONES EMPÊCHENT DE DORMIR.

Les éclairages des écrans d'ordinateurs, des tablettes et des smartphones sont riches en lumière bleue. Or cette lumière agit directement sur notre horloge biologique. Elle retarde notamment la sécrétion de la mélatonine, l'hormone du sommeil, et repousse notre endormissement. Cet effet est particulièrement important si nous nous exposons peu à la lumière naturelle du jour.

FAUX

SI JE N'ARRIVE PAS À DORMIR, JE RESTE DANS MON LIT JUSQU'À CE QUE LE SOMMEIL VIENNE.

Quand vous êtes au lit depuis plus de vingt minutes sans trouver le sommeil, il est recommandé de vous lever pour faire une activité calme et de retourner vous coucher lorsque le sommeil vous gagne à nouveau. En effet, votre cerveau ne doit pas associer le lit et l'état d'éveil. L'objectif est de créer un conditionnement vertueux : « Quand je me couche, je dors ! »

VRAI

LA NUIT PORTE CONSEIL.

Durant notre sommeil, notre cerveau en profite pour faire le ménage et une grande réorganisation. Ce qui permet la consolidation de notre mémoire mais aussi l'émergence d'idées nouvelles et créatives.

NOS NUITS SONT LES PLUS COURTES de l'histoire de l'humanité

Le sommeil : une histoire qui remonte à la nuit des temps.

L'histoire du sommeil a commencé en même temps que la vie sur Terre, il y a 3,7 milliards d'années. Les premiers micro-organismes avaient déjà une horloge biologique qui leur permettait d'alterner des périodes de repos et d'activité. Et il y a deux siècles encore, le sommeil d'une grande partie de nos ancêtres était principalement réglé par l'alternance du jour et de la nuit.

Mais avec l'arrivée de l'électricité, notre sommeil a été bouleversé : cette technologie permettant de nous éclairer aussi longtemps que nous le souhaitons, nos villes se sont parées alors de mille lumières scintillantes, et la vie nocturne a battu son plein dans les théâtres, restaurants, bals, salles de concerts… L'électricité, par son développement, est aussi à l'origine de la deuxième révolution industrielle, et n'a fait qu'accentuer le mouvement du travail perpétuel amorcé dès la fin du XVIIIe siècle, consistant à pouvoir démarrer son travail à n'importe quelle heure de la journée et de la nuit.

Depuis, l'être humain ne cesse de repousser l'heure de son coucher au profit de soirées passées devant la télévision ou de marathons de visionnage de séries sur les plateformes de vidéos à la demande, qui avouent que leur seul concurrent, c'est le sommeil !

UNE HEURE DE SOMMEIL PERDUE EN TRENTE ANS

Pour réussir à concilier vie professionnelle, vie privée, vie familiale et vie sociale, la plupart des Français rognent sur leur temps de sommeil. Selon la dernière étude de Santé publique France, ils dorment en moyenne six heures et quarante-deux minutes chaque nuit. C'est la première fois que le temps de sommeil quotidien passe sous la barre des sept heures, durée minimale recommandée pour une bonne récupération. Nous dormons une heure de moins qu'il y a trente ans. C'est trop peu ! Aujourd'hui, les médecins s'alarment de ce manque général de sommeil, qui touche aussi bien les adultes que les enfants.

DU DÉSINTÉRÊT À LA PRÉOCCUPATION

Pendant des siècles, les scientifiques ne se sont pas intéressés au sommeil qu'ils considéraient comme une période passive, une « petite mort ». Mais dans les années cinquante, on enregistre pour la première fois l'activité du cerveau pendant le sommeil ; on découvre alors qu'il se passe des choses au niveau cérébral et surtout que dormir est vital à notre organisme. Les chiffres sont d'ailleurs sans appel : le manque de sommeil augmente les risques de maladies cardiovasculaires, de cancers, de dépression...

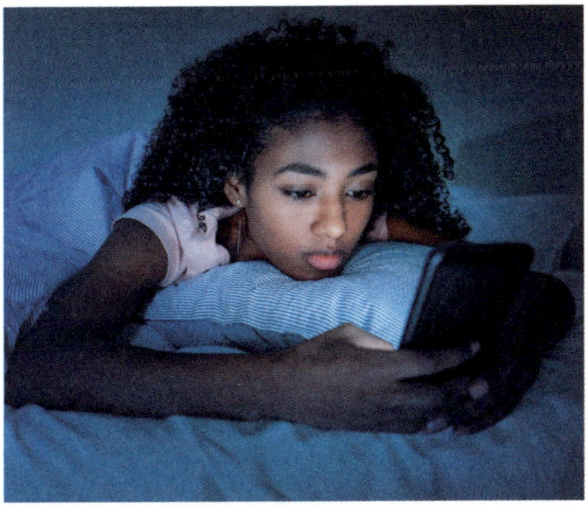

MAIS ALORS, COMMENT RETROUVER UN BON SOMMEIL ?

Dans ce livre, nous vous proposons d'abord de mieux comprendre ce moment si mystérieux qu'est une nuit de sommeil. Que se passe-t-il lorsque nous sommes dans les bras de Morphée ? Qu'est-ce qu'un cycle de sommeil ? À quoi servent les différentes phases de sommeil ? Quels sont nos besoins de sommeil au cours de notre vie ? Et quelles sont les conséquences du manque de sommeil ?

Ensuite, place à l'action ! Nous allons vous aider à retrouver des nuits paisibles en vous proposant des solutions pour aménager votre chambre, vous alimenter de manière adéquate et vous orienter vers des activités à pratiquer durant la journée en fonction des troubles du sommeil rencontrés. Enfin, il existe des pathologies du sommeil où la consultation d'un médecin est nécessaire. Nous vous expliquerons quels sont les examens utilisés pour poser le meilleur diagnostic.

Enfin, sachez que lorsque vous lisez avant de dormir, vous réduisez considérablement votre risque de faire une insomnie... Alors n'attendez plus ! Lancez-vous dans la lecture de ce livre qui, nous l'espérons, aura la même efficacité que la poussière d'étoiles du marchand de sable...

COMPRENDRE

Comment fonctionnent NOS NUITS ?

Les yeux qui piquent et qui clignent, une sensation d'engourdissement, la tête qui s'affaisse, puis une envie de bâiller irrépressible… Nous avons envie de dormir. Mais que se passe-t-il dans notre corps à ce moment-là ? Comment notre cerveau sait-il qu'il est l'heure d'aller se coucher et pourquoi avons-nous envie de dormir le soir ? De quoi est composé un cycle de sommeil ?

L'homme,
CET ANIMAL DIURNE

*Nous sommes des « animaux » diurnes.
Éveillés le jour, nous dormons la nuit :
ce n'est pas un choix, notre corps nous l'impose,
en suivant le rythme de notre horloge interne.*

SYNCHRONISÉS AVEC LA TERRE

Nous sommes calés sur la rotation de la Terre autour du Soleil. Notre rythme, dit « circadien », dure vingt-quatre heures, avec l'alternance d'une période de jour déterminée par la présence de la lumière solaire et d'une période de nuit caractérisée par l'absence de lumière. Notre horloge interne gère non seulement nos phases d'éveil et de sommeil, mais aussi nos autres fonctions biologiques comme la faim, la température corporelle, la pression artérielle ou la production d'hormones.

Le décalage horaire ou jet lag

Lorsque nous voyageons, notre horloge biologique est perturbée car nous sommes confrontés à une rupture de rythme dans notre alternance jour/nuit. Pour se recaler sur un nouvel horaire, on estime qu'il faut environ un jour par heure de décalage horaire, mais c'est variable selon les individus et leur âge.
Pour atténuer les effets du décalage horaire, il est conseillé d'adopter, dès l'arrivée sur place, le rythme local : tenir bon et ne pas se coucher si on arrive en pleine journée, se mettre au lit pas trop tard si on arrive de nuit.

PETIT RAPPEL D'ASTRONOMIE

La Terre tourne autour du Soleil, et cette révolution dure une année – plus précisément 365 jours, 5 heures, 48 minutes et 45 secondes. C'est pour ce quart de journée supplémentaire que l'on ajoute tous les quatre ans le 29 février au calendrier : l'année devient bissextile.

La Terre tourne aussi sur elle-même et ce tour complet dure 24 heures, créant ainsi l'alternance de jour et de nuit. Cette rotation s'effectue sur un axe légèrement incliné, qui entraîne des différences d'ensoleillement en fonction de la place de la Terre, et provoque les saisons.

En Europe, à la période de Noël, les jours sont courts, les nuits sont longues et il fait froid car la distance entre la Terre et le Soleil est la plus grande. En Australie, et dans l'hémisphère sud, c'est le contraire : Noël est en période chaude, les jours sont longs et les nuits sont courtes. Autour de l'équateur, il n'y a presque pas de différence, les jours et les nuits ont à peu près la même durée toute l'année, et la température varie peu.

Les différences d'ensoleillement sur Terre

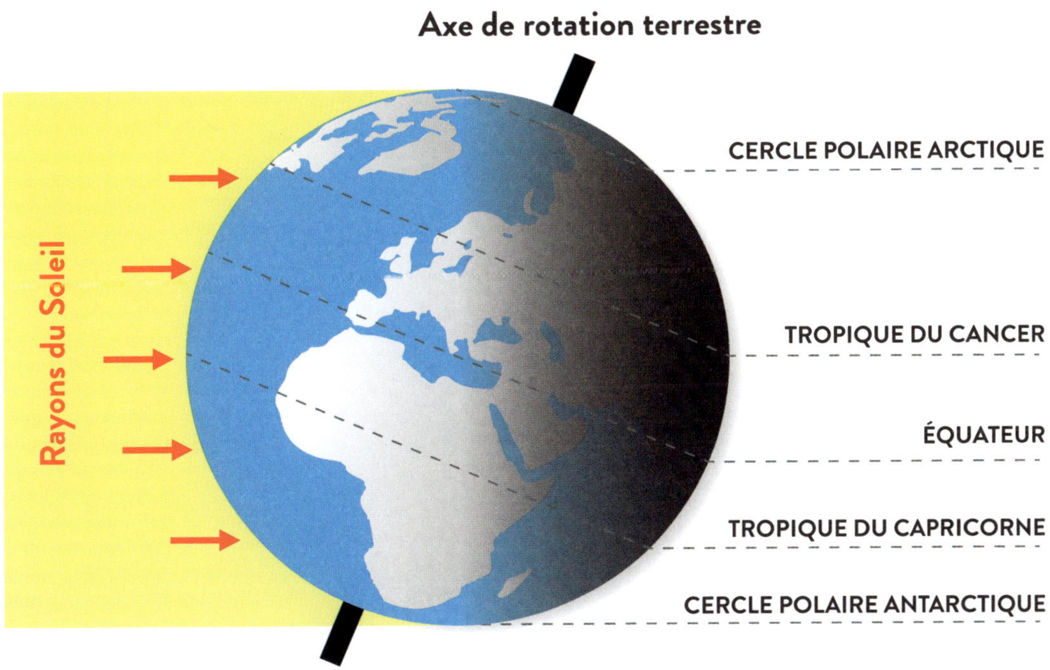

L'horloge biologique ou RYTHME CIRCADIEN

Nous avons chacun notre propre rythme mais généralement, l'envie de dormir survient entre 22 heures et 23 heures.

LA MÉLATONINE, HORMONE DU SOMMEIL

Même s'il nous arrive parfois d'avoir envie d'une petite sieste, nous n'entamons pas une nuit complète en début d'après-midi car nous avons seulement accumulé six heures d'éveil. Ce que nous ressentons à ce moment-là de la journée est une diminution de notre concentration et des signes proches de la somnolence liés au creux du début d'après-midi de notre rythme circadien.

L'envie de dormir est principalement provoquée par la sécrétion d'une hormone, la mélatonine, dont le nom vient du grec

La courbe de vigilance du rythme circadien

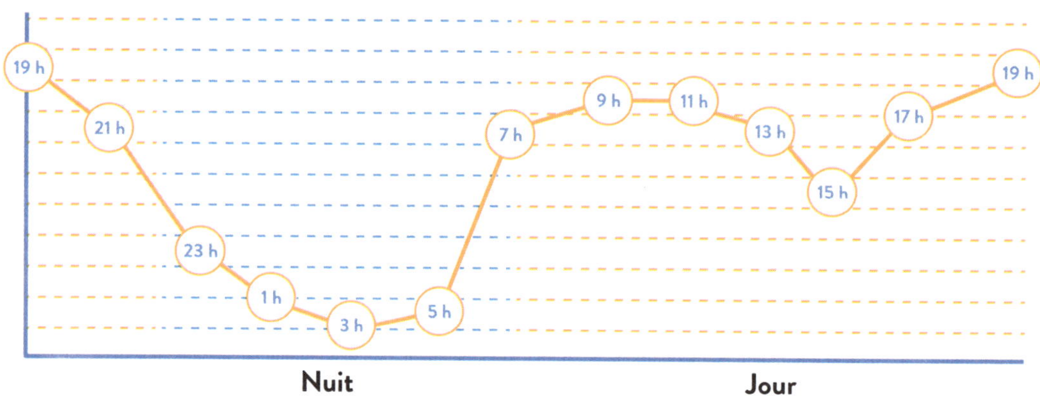

« *melanos* » qui veut dire « noir, obscur ». Cette hormone joue le rôle de messager en informant notre corps de l'alternance du jour et de la nuit. Elle ne provoque pas directement l'endormissement mais sa production annonce que le soir est arrivé et qu'il est temps d'aller au lit.

Pendant la journée, le cerveau libère peu ou pas de mélatonine, mais dès que la lumière du jour décroît et que nos yeux perçoivent l'augmentation de l'obscurité, la glande pinéale, située au centre du cerveau, commence à en fabriquer, pour atteindre un pic entre minuit et 4 heures du matin. Avec l'âge, la glande pinéale produit moins de mélatonine, ce qui explique les difficultés d'endormissement des seniors.

La mélatonine diminue le temps d'endormissement, augmente le sommeil lent profond et rend le sommeil plus réparateur.

INDISPENSABLE SÉROTONINE

L'autre molécule sans laquelle il est difficile de trouver le repos est la sérotonine. Ce neurotransmetteur est produit dans le cerveau durant la période d'éveil et il a une action stimulante. Paradoxalement, c'est à partir de la sérotonine que la mélatonine est produite ! Il est donc important de stimuler sa production durant la journée, en mangeant des aliments riches en tryptophane, le précurseur de la sérotonine, et en faisant de l'exercice physique.

LES EXPÉRIENCES DU SOMMEIL HORS DU TEMPS

Deux récentes expérimentations de sommeil hors du temps démontrent l'importance de l'exposition à la lumière solaire durant la journée pour synchroniser notre horloge biologique et passer de bonnes nuits.

La première expérience, la mission *Deep Time*, a eu lieu en 2021, dans les profondeurs de la terre. Une quinzaine de volontaires (hommes et femmes) se sont laissé « enfermer » dans la grotte de Lombrives en Ariège pour un campement de quarante jours. Ils pouvaient se lever et se coucher quand ils le voulaient. Déconnectés de la lumière solaire, ils n'avaient pas de montre ni aucun autre indicateur temporel. Au bout d'une semaine, ils se sont désynchronisés : lorsque certains se levaient, d'autres se couchaient.

Une seconde expérience, appelée *Dreams*, a aussi eu lieu en 2021, dans la Station spatiale internationale. Dormir dans cette structure n'est pas simple quand on sait que le Soleil s'y couche dix-sept fois par jour. Thomas Pesquet a embarqué avec lui un bandeau connecté pour enregistrer les données de son sommeil, afin qu'elles puissent être étudiées et comparées aux données qui ont été collectées avant le décollage. L'objectif est d'étudier l'impact du confinement et de la perte des repères temporels, pour pouvoir mieux préparer les prochaines missions de longue durée, comme celles vers Mars.

Le moment de
L'ENDORMISSEMENT

Une personne s'endort en cinq à trente minutes.
Le dormeur voit ses pensées devenir vagues, il se sent flotter, partir.
Ses yeux bougent sous ses paupières, il divague.
Sa perception des bruits devient lointaine et le tonus musculaire se relâche.

UNE FRONTIÈRE PLUS OU MOINS LONGUE

La frontière entre la veille et le sommeil est brève mais elle peut se prolonger si elle est interrompue par des ruminations qui ramènent l'esprit à une conscience d'éveil : on dit que la personne a du mal à lâcher prise, à s'abandonner au sommeil...

DEUX FACTEURS DÉTERMINANTS

L'endormissement est d'abord déterminé par notre rythme naturel sur vingt-quatre heures, ou rythme circadien, qui oscille entre pics d'activités (9 h-11 h, 17 h-19 h) et moments de relâchement (1 h-3 h, 13 h-15 h). Quand nous sommes dans un creux, notre niveau d'énergie, de concentration et d'éveil sensoriel diminue : c'est la « pulsion de sommeil ».

Ensuite, la durée de notre éveil joue aussi dans notre envie de nous endormir. À partir du réveil, une molécule s'accumule dans notre cerveau : l'adénosine. Plus nous restons éveillés longtemps, plus le besoin de sommeil se fait sentir. C'est la conjugaison entre un creux dans le rythme circadien et une forte concentration d'adénosine qui conduit à l'endormissement.

Même si la concentration d'adénosine augmente, quand nous sommes dans un pic d'éveil, notre cerveau peut se tromper et compenser les effets du manque de sommeil. Mais quand il tombe dans un creux d'activité, il devient alors presque impossible de nous concentrer et de lutter contre l'envie de dormir.

Une nuit de sommeil : UNE SUCCESSION DE CYCLES

On s'en rend mieux compte lorsque l'on observe quelqu'un qui dort, le sommeil n'est pas linéaire. Le dormeur passe par différents stades qui se succèdent en continu tout au long de la nuit.

PRENDRE LE TRAIN DU SOMMEIL

Une nuit de sommeil est composée de plusieurs cycles que l'on peut appeler « trains du sommeil ». Chaque cycle de sommeil est composé de différents stades (les wagons du train) qui correspondent à des états différents du cerveau et du corps.

Deux principaux types de sommeil se succèdent, le sommeil lent et le sommeil paradoxal, qui ensemble forment un cycle de sommeil.

UNE NUIT, MAIS TROIS À CINQ CYCLES

Au cours de la nuit, trois à cinq cycles se succèdent, chacun d'une durée de cinquante à cent cinquante minutes, autour de quatre-vingt-dix minutes en moyenne. La longueur totale des cycles varie pendant la nuit : ils sont plus longs au début et plus courts à la fin. La composition des cycles varie elle aussi car au fur et à mesure de la nuit, le sommeil lent profond diminue au profit du sommeil lent léger.

Le rythme de sommeil se modifie en premier lieu au cours d'une même nuit : schématiquement, les premiers cycles sont essentiellement constitués de sommeil lent profond, tandis que la fin de nuit fait la part belle au sommeil paradoxal. En outre, si la nuit précédente a été mauvaise, le sommeil lent sera d'autant plus profond la nuit suivante.

Le train du sommeil

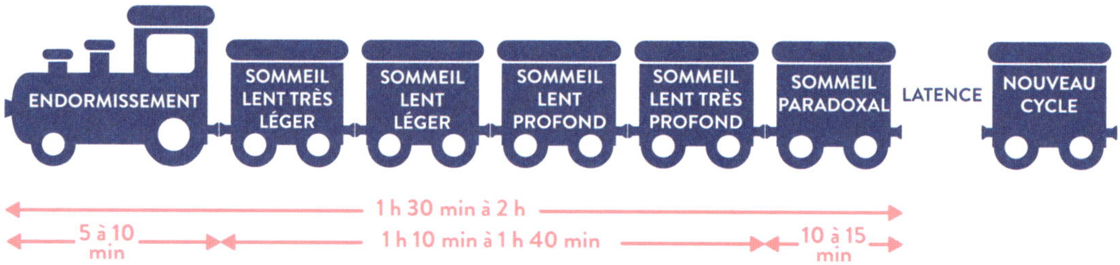

Un train correspond à un cycle de sommeil.
Une nuit est constituée de quatre à six cycles.

Endormissement	Sensation de fatigue (bâillement), de faible activité mentale (les idées se brouillent) et de froid.
Sommeil lent très léger	Sensation de bien-être. On entend les bruits environnants et on comprend les conversations sans pour autant pouvoir y participer.
Sommeil lent léger	On entend encore mais on ne comprend plus.
Sommeil lent profond	On n'entend plus rien. On est coupé du monde.
Sommeil lent très profond	On dort très profondément.
Sommeil paradoxal	Dit « sommeil des rêves ». Le cerveau recharge ses batteries et enregistre ce qu'il a appris dans la journée.
Latence	On se réveille ou on prend un nouveau train.

CHACUN DORT À SON RYTHME

L'environnement, l'hygiène et le rythme de vie de chacun jouent un rôle sur la capacité à dormir et à bien récupérer lors d'une nuit de sommeil. Il existe aussi des différences génétiques qui déterminent si l'on est un petit ou un gros dormeur, et l'heure à laquelle on s'endort et s'éveille naturellement.

Mais quelle que soit la durée de sommeil nécessaire à chacun, celle du sommeil profond serait relativement constante, tandis que les durées de sommeil léger et de sommeil paradoxal varient. Ainsi, les petits dormeurs présentent des phases de sommeil léger très courtes.

En tout état de cause, l'enchaînement des différentes phases de sommeil est le même pour tout le monde.

Tomber de sommeil

Un phénomène très courant et sans gravité peut interrompre notre phase d'endormissement : la sensation brutale de chute.

Quand on s'endort, les muscles se relâchent. Si cela arrive trop vite, le corps peut l'interpréter comme une chute et essaye de se rattraper en produisant une secousse brutale et brève. C'est la myoclonie d'endormissement.

Les différents stades du sommeil et de l'éveil enregistrés par électroencéphalogramme durant une nuit

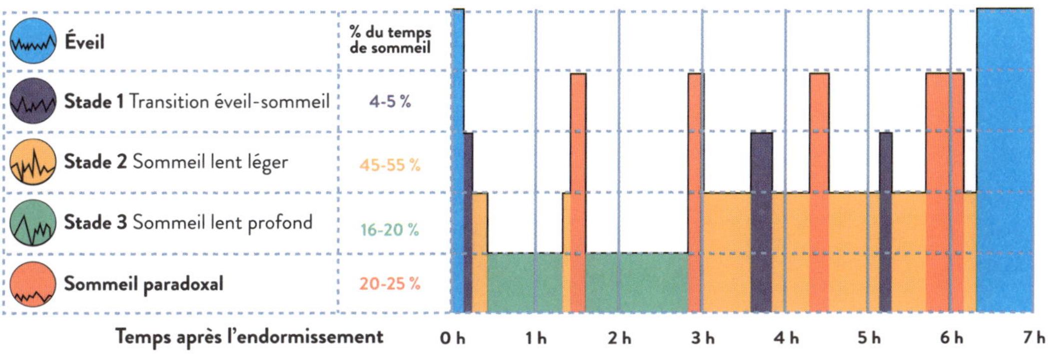

Le sommeil **LENT**

Il porte ce nom car il est caractérisé par des ondes cérébrales lentes. Il est lui-même composé de plusieurs stades : après une phase de transition de quelques minutes, séparant la veille et le sommeil, la phase de sommeil léger s'installe. Elle est suivie par une phase de sommeil progressivement plus profond qui dure plusieurs dizaines de minutes.

LE SOMMEIL LENT LÉGER (STADE 1)

Le sommeil lent léger occupe en moyenne un peu plus de la moitié du temps de sommeil total. Pendant cette période, l'électroencéphalogramme (EEG) montre la présence d'ondes de grande amplitude et de faible fréquence, les ondes du cerveau ralentissent. L'imagerie fonctionnelle révèle une consommation en oxygène réduite, donc un métabolisme cérébral ralenti. Le tonus musculaire est lui aussi diminué, mais encore partiellement présent. Nous entendons encore mais nous ne comprenons plus. À ce stade, il est facile de réveiller un dormeur, un simple bruit ou une lumière peuvent encore le faire revenir à une phase d'éveil. Durant cette phase de sommeil, nos yeux ne bougent plus sous nos paupières, nos muscles sont détendus. Nos rêves sont encore assez proches des sujets et des pensées d'éveil. C'est à ce moment-là que notre cerveau transfère les informations nouvelles de la journée, d'une zone de mémoire temporaire, l'hippocampe, à une zone de mémoire plus définitive, plus consolidée, le cortex préfrontal.

D'un point de vue physiologique, les vaisseaux de la peau se dilatent, surtout aux extrémités, permettant ainsi d'évacuer la chaleur du corps vers le lit grâce à la transpiration : le cerveau, le thorax et l'abdomen se refroidissent. Nous perdons alors environ 1 °C de température corporelle (36 °C). D'ailleurs, après le déjeuner, aux alentours de 13 heures, notre température s'abaisse aussi un petit peu, à environ 36,5 °C, ce qui explique notre envie de sieste.

Tracés d'électroencéphalogramme suivant les différents stades du sommeil et l'éveil

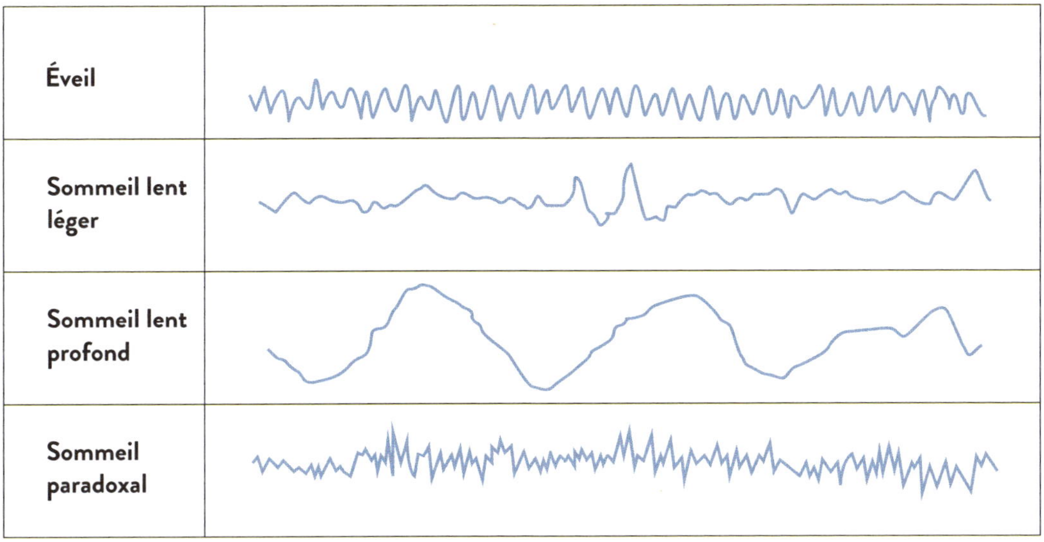

Une température ambiante trop élevée perturbe le processus de refroidissement du corps, ce qui explique qu'il est plus difficile de s'endormir en période de canicule.

Enfin, pour nous empêcher d'avoir envie d'aller aux toilettes et que cela nous réveille, une hormone antidiurétique est sécrétée par le cerveau.

LE SOMMEIL LENT PROFOND (STADE 2)

Le sommeil lent profond est surtout présent en début de nuit, lors des deux premiers cycles de sommeil. Les ondes du cerveau sont très lentes et synchrones. Les muscles sont détendus, le rythme du cœur est plus lent, la respiration est très régulière – chez le ronfleur, le ronflement est très intense pendant ce stade.

Au niveau cérébral, le travail d'organisation et de consolidation de la mémoire continue, et les toxines sont éliminées. L'organisme est quant à lui entièrement au repos et récupère, permettant aux cellules de se régénérer.

Il devient difficile de réveiller une personne en sommeil lent profond : le réveil est alors désagréable, le cœur battant, l'esprit confus et perdu, avec peu ou pas de souvenirs de rêves.

Le sommeil **PARADOXAL**

Pendant cette phase du sommeil, le cerveau est très actif, c'est le moment où nos rêves sont le plus intenses. Cette phase est un moment de récupération sur le plan psychique et émotionnel.

IMMOBILE MAIS BIEN AGITÉ !

Les phases de sommeil paradoxal occupent environ un cinquième de nos nuits. Au cours de ce dernier, le cerveau inhibe le système moteur, rendant le dormeur quasi immobile, comme paralysé. Les ondes de notre cerveau deviennent plus rapides et ressemblent à celles de l'éveil. Le dormeur semble s'éveiller : ses yeux bougent rapidement sous ses paupières, son visage a de petites contractions, parfois un sourire fugace, ses tympans battent comme s'ils entendaient des bruits, sa respiration devient plus irrégulière.

Les hommes ont une érection et les femmes ont de brèves contractions utérines ainsi que le clitoris plus gonflé. Les autres muscles sont en revanche relâchés à l'exception de ceux du visage et du diaphragme.

Il est très difficile de réveiller un dormeur à ce moment-là. C'est ce contraste entre un cerveau apparemment réveillé et un corps très endormi qui justifie l'expression de « sommeil paradoxal ».

LE SOUVENIR MARQUÉ DES RÊVES

Quand il se réveille, le dormeur a des souvenirs de rêves beaucoup plus riches que lorsqu'il se réveille d'un sommeil lent. Si nous faisons des rêves pendant tous les stades, nous nous souvenons mieux de ceux du sommeil paradoxal. Des rêves peuvent aussi survenir au cours du sommeil lent léger, mais ils sont moins intenses et correspondent moins à une représentation onirique de réalisations ou d'actions concrètes qu'à des idées abstraites.

ET LE BÂILLEMENT ?
À quoi sert-il ?

Le bâillement est un comportement très ancien que l'on retrouve chez tous les vertébrés : les poissons, les oiseaux, les mammifères et toutes sortes d'animaux.

QUEL EST LE RÔLE DU BÂILLEMENT ?

Une fois enclenché, vous le savez, vous pouvez plus ou moins moduler votre bâillement mais vous ne pouvez absolument pas l'arrêter.

Contrairement à la croyance populaire, bâiller ne sert pas à oxygéner notre cerveau. La preuve : un fœtus bâille dans le ventre de sa mère dès la douzième semaine, alors qu'il baigne dans le liquide amniotique… et que l'oxygène lui arrive par le cordon ombilical, et non par la respiration.

Le rôle du bâillement n'est pas encore complètement élucidé. Mais comme les bâillements sont plus fréquents quand on s'éveille, quand on s'ennuie ou que l'on s'endort, il semblerait que sa fonction principale soit de stimuler notre vigilance.

POURQUOI BÂILLER EST-IL « CONTAGIEUX » ?

Dès que quelqu'un bâille dans une pièce, c'est immédiat, les autres personnes autour de lui se mettent elles aussi à bâiller. Ce geste communicatif s'expliquerait par l'activation des neurones miroirs par le cerveau, qui interviennent lorsque l'on réalise une action ou lorsque l'on voit quelqu'un en réaliser une. On pense que ce mécanisme se serait mis en place pour améliorer la cohésion sociale, en permettant aux personnes présentes d'avoir le même niveau d'éveil au même moment.

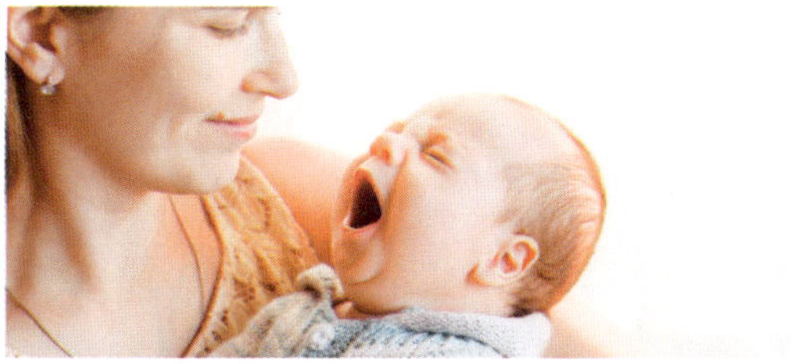

COMPRENDRE

Le sommeil, cet indispensable temps de récupération POUR NOTRE ORGANISME

Que se passe-t-il dans notre corps lorsque nous dormons ? Contrairement à ce que les scientifiques ont longtemps pensé, nous ne sommes pas passifs pendant la nuit, chacun de nos organes profite de ce temps de repos.

Sans sommeil, **NOUS MOURONS**

Les médecins ont longtemps dénigré l'importance du sommeil pour notre santé. Pourtant les études réalisées ces dernières années sont sans appel : privés de repos, nous pouvons mourir.

UN TIERS DE NOTRE VIE

Le temps passé à dormir, un tiers de notre vie, n'est pas du temps perdu : il est indispensable à la reconstruction et à la régénération de notre corps. Depuis une vingtaine d'années les chercheurs ont observé ce qu'il se passe quand on ne dort pas ou pas assez.

DORMIR, UN BESOIN VITAL

Le sommeil est un moment de fragilité pour toutes les espèces vivantes, car il les rend vulnérables aux prédateurs et aux dangers immédiats. Si l'évolution a conservé le fait de dormir, c'est que l'organisme en tire des bénéfices supérieurs en consacrant son énergie à d'autres fonctions. Ainsi, comme le sommeil joue un rôle réparateur et régulateur, il est indispensable à l'équilibre de nos sécrétions hormonales et métaboliques.

La maladie de l'insomnie familiale fatale

Cette maladie rarissime toucherait une centaine de personnes dans le monde et permet de mieux prendre conscience de l'importance du sommeil. C'est une maladie génétique provoquée par la prolifération dans le cerveau de prions, une protéine causée par une mutation génétique. Elle se manifeste généralement vers 40-50 ans. Les personnes touchées font progressivement de plus en plus d'insomnies, jusqu'à ne plus réussir à dormir du tout. Le manque de sommeil devenant toujours plus important, il entraîne une détérioration physique et mentale ; la maladie évolue vers le coma et la mort.

Privé de repos, **NOTRE CERVEAU SE DÉTRAQUE**

Nous avons tous fait l'expérience, au lendemain d'une mauvaise nuit, de notre difficulté à nous concentrer, à maintenir notre attention, à être performants et vifs. Ce serait d'ailleurs la première fonction du sommeil : permettre à notre cerveau de bien fonctionner.

LE CERVEAU BIEN OCCUPÉ DURANT LE SOMMEIL

Pendant les premières années de notre vie, le sommeil est primordial pour la construction de notre cerveau, d'où l'importance de respecter le sommeil des tout-petits.

Ce n'est pas surprenant quand on découvre tout ce qu'il se passe dans notre cerveau pendant la nuit. À chaque cycle, il profite de ce temps de repos pour effectuer des dizaines de tâches différentes, comme un super ordinateur : consolider les apprentissages, mémoriser, élaguer et également – une fonction que l'on connaît moins – se nettoyer !

STOCKAGE DES INFORMATIONS

Pendant la première phase du cycle de sommeil, le sommeil lent léger, le cerveau transfère les informations nouvelles de la journée d'une zone de mémoire temporaire, l'hippocampe, à une zone de mémoire plus définitive, le cortex préfrontal. C'est le moment où nous fixons nos souvenirs et nos apprentissages.

Pendant le sommeil lent profond, le cerveau continue de consolider les acquis, et aussi d'éliminer les souvenirs moins utiles qui pourraient encombrer notre système. Si vous apprenez à faire un coup droit au tennis, vous le réussirez mieux le lendemain, après une bonne nuit de sommeil !

Les zones du cerveau concernées par le sommeil

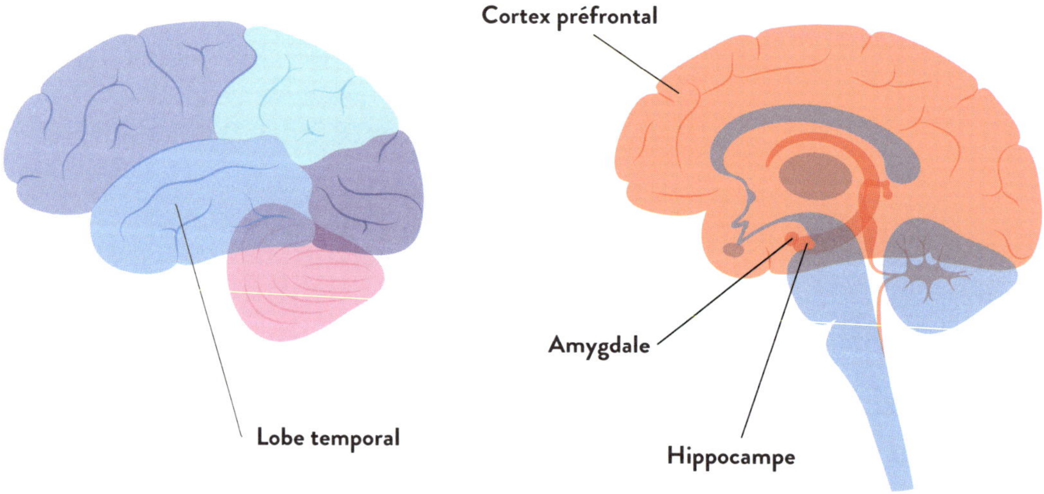

Le sommeil permet aussi aux cellules nerveuses de communiquer entre elles et de se réorganiser, ce qui favorise une fonction cérébrale saine. Certaines connexions, inutilisées, vont disparaître pour faire de la place à de nouvelles voies d'informations cérébrales.

GESTION DES ÉMOTIONS

Le sommeil paradoxal, lui, est le moment des rêves. Notre corps est inerte mais notre cerveau est alors presque aussi actif qu'en veille. C'est un moment déterminant pour notre stabilité émotionnelle. Il nous aide à gérer nos émotions, notre stress et à nous lever du bon pied !

Pendant le sommeil, l'activité cérébrale augmente dans les zones qui régulent les émotions, comme l'amygdale. Cette partie du cerveau, située dans le lobe temporal, est en charge de notre réponse à la peur, elle contrôle notre réaction lorsque nous faisons face à une menace ou à une situation stressante.

L'amygdale est particulièrement sensible à notre niveau de sommeil ; si nous en manquons, elle risque de réagir de manière excessive. Ce qui explique entre autres pourquoi nous avons moins de patience quand nous sommes fatigués et que nous sommes alors susceptibles de nous irriter pour un rien.

ÉLIMINATION DES DÉCHETS

De récentes recherches ont mis au jour une fonctionnalité mal connue de notre cerveau pendant le sommeil : le grand nettoyage. Non seulement il se déleste des souvenirs et informations inutiles, mais il se débarrasse aussi des toxines accumulées pendant la journée. Quand nos neurones travaillent, ils sécrètent de l'adénosine, un déchet qui s'accumule au cours de la journée. Le soir, quand la concentration d'adénosine dans le cerveau devient trop importante, elle joue un rôle sédatif et nous incite à aller nous coucher. Mais au cours de la nuit, en particulier pendant le sommeil profond, le flux sanguin diminue et est remplacé par un flux de liquide céphalo-rachidien qui se charge des déchets d'adénosine et les évacue. Quand nous sommes privés de sommeil, ce nettoyage n'a pas lieu et l'adénosine continue de s'accumuler. Le cerveau, encrassé, fonctionne au ralenti. Nous ne parvenons plus à nous concentrer, nos performances cognitives sont altérées. Le cerveau devient confus et peut nous jouer des tours, comme des hallucinations.

LES MALADIES CÉRÉBRALES

Concernant les maladies neurodégénératives, pendant les périodes de sommeil, certaines zones cérébrales sont le lieu d'un lavage neuronal qui élimine les substances amyloïdes et les protéines tau impliquées dans les maladies comme celle d'Alzheimer. Cette fonction de nettoyage se réalise exclusivement pendant le sommeil. Enfin, on peut ajouter qu'un sommeil trop réduit, voire trop fractionné, va plus facilement faire le lit des dépressions car le manque de sommeil altère la capacité de régulation des émotions. L'insomnie est d'ailleurs un symptôme de la dépression.

Neurones atteints par une maladie dégénérative

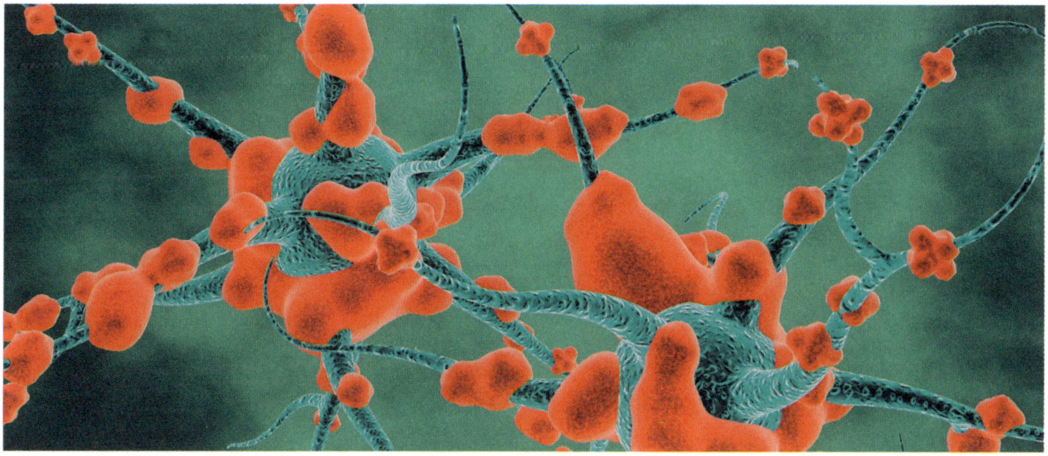

Un organe vital : LE CŒUR

Le sommeil assure aussi un meilleur fonctionnement d'un autre organe important : le cœur et le système cardiovasculaire.

CHANGER D'HEURE PEUT NUIRE AU CŒUR

Mal dormir a des conséquences directes sur notre santé cardiaque, une étude l'a démontré en comparant les chiffres de cas de crises cardiaques lors des changements d'heure. Cette étude a révélé que le risque d'avoir une crise cardiaque le lundi suivant le changement d'heure du printemps, où l'on « perd » une heure de sommeil, augmente de 25 % par rapport aux autres lundis. À l'inverse, à l'automne, lorsque les horloges sont retardées d'une heure et que l'on « gagne » une heure de sommeil, le risque de crise cardiaque diminue alors de 21 %.

RISQUES CARDIAQUES

Le manque de sommeil est aussi associé à des facteurs de risque de maladies cardiaques comme l'hypertension artérielle. Une étude menée auprès de 50 000 adultes a démontré que les personnes qui dormaient environ sept heures par nuit avaient significativement moins de dépôts de cholestérol dans leurs artères. En dormant moins de six heures par nuit, le risque de développer une maladie cardiaque augmente en revanche de 48 %. Dès les premières privations de sommeil, des effets apparaissent sur le système cardiovasculaire. La contractilité du cœur augmente, la pression artérielle s'accroît et le pouls s'accélère. Les taux des hormones du stress, comme le cortisol, montent en flèche. Il vaut donc mieux éviter d'accumuler les dettes de sommeil.

CORPS ET CŒUR AU REPOS

La corrélation entre la fréquence cardiaque et la dépense calorique étant forte, dormir permet tout simplement de mettre le corps au repos et réduit nos besoins caloriques. Pendant nos huit heures de sommeil, nous réalisons une économie d'énergie quotidienne de 35 % par rapport à un éveil complet.

Le système
IMMUNITAIRE

Ces dernières années, de nombreuses études ont démontré le lien entre manque de sommeil et risque accru de maladies.

UNE SENSIBILITÉ RENFORCÉE AUX MALADIES

Selon une étude américaine, dormir moins de six heures par nuit multiplierait par quatre le risque de tomber malade. Pour le démontrer, des volontaires sont restés enfermés plusieurs jours, seuls, dans une chambre d'hôtel, pour éviter toute contamination extérieure, et on leur a inoculé le virus du rhume. Au bout de quelques jours, ceux qui dormaient moins de six heures par nuit étaient ceux qui avaient le plus développé la maladie. Des chercheurs allemands auraient trouvé une première piste d'explication : un bon sommeil permettrait aux cellules de l'immunité, les lymphocytes T, de mieux se fixer sur leurs cibles. Quand des agents pathogènes s'introduisent dans notre organisme, les cellules T les détectent et tentent de les éliminer. Le manque de sommeil influerait donc sur cette étape cruciale de la réponse immunitaire.

MOINS ON DORT, PLUS ON PREND DE MÉDICAMENTS

Des chercheurs français ont croisé les chiffres de la consommation de médicaments avec la qualité de sommeil des individus observés. Ceux qui dorment le moins bien, et se plaignent d'être fatigués, sont aussi ceux qui consomment le plus de médicaments antifongiques et antiparasitaires. Comme on a rarement besoin de médicaments pour soigner une infection virale, le lien n'a pas été établi entre la sensibilité aux virus et la fatigue, mais il est plus que probable. Une autre étude en cours souligne que les cellules de l'immunité ont un fonctionnement calé sur notre rythme circadien. Par exemple les cytokines, des protéines qui combattent l'infection et l'inflammation, sont produites pendant le sommeil, tout comme certains anticorps. Ainsi, une bonne nuit de sommeil aide notre corps à se défendre face aux premiers symptômes de maladie, même si ce n'est évidemment pas un remède miracle.

Les os
ET LES MUSCLES

Le sommeil joue un rôle important dans la construction des os et agit sur leur solidité à tous les âges de la vie. Il en va de même pour les muscles qui se régénèrent et se construisent durant le sommeil.

LES OS

Les enfants grandissent pendant la nuit, lorsque l'hormone de croissance est libérée. Mais le lien entre sommeil et santé de nos os ne disparaît pas une fois adulte. De récentes études démontrent que la mélatonine, l'hormone que nous sécrétons le soir pour bien dormir, agit directement sur le fonctionnement des ostéoclastes, les cellules responsables de la formation des os.

Une autre étude s'est penchée sur le lien entre les habitudes de sommeil et la densité osseuse de plus de 11 000 femmes ménopausées. Celles qui dormaient moins de sept heures par nuit avaient une densité osseuse plus faible que celles qui dormaient plus. Leur risque de développer une ostéoporose de la hanche s'accroissait de 63 %.

De bonnes nuits de sommeil joueraient donc un rôle protecteur sur nos os, mais l'intérêt de prendre des compléments de mélatonine pour lutter contre l'ostéoporose n'a pas encore été démontré chez l'homme.

DOULEURS ARTICULAIRES

Dans certaines maladies chroniques, comme l'arthrite rhumatoïde, les patients témoignent d'une plus grande sensibilité à la douleur lorsqu'ils dorment mal.

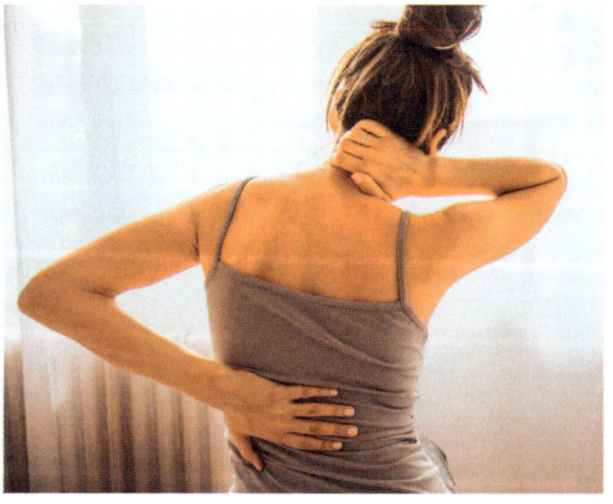

De plus, le sommeil apaise les douleurs dites « mécaniques », comme les lumbagos ou les sciatiques. Ces douleurs sont plus fortes dans la journée, au moment où les articulations sont le plus sollicitées mais une fois allongé, le patient se « décharge » de ses tensions sur son matelas et se réveille moins souffrant le lendemain matin.

SOMMEIL ET PERFORMANCE SPORTIVE

Le biceps fonctionne toujours aussi bien au bout de soixante-douze heures de privation de sommeil mais la performance physique n'est pas qu'une question de muscle. Une étude américaine menée auprès d'une équipe de basket a démontré par exemple que les joueurs réussissaient beaucoup mieux leurs lancers quand ils dormaient plus.

En outre, quand vous apprenez un geste (un swing au golf ou une chorégraphie en danse), c'est au cours de votre sommeil que la mémoire procédurale encode et consolide la mémoire du bon geste.

Si le risque d'accident sportif est plus élevé en cas de manque de sommeil, nos muscles ont aussi besoin de repos pour se restaurer, se réparer et se reconstruire. Les toxines accumulées sont libérées, les lésions se réparent, les acides aminés, les acides gras et le glycogène sont métabolisés. Ainsi, c'est durant le sommeil que les muscles grossissent.

FATIGUE ET RÉFLEXES : UN RISQUE ACCRU D'ACCIDENTS DE LA ROUTE

Le manque de sommeil est la première cause de mortalité sur la route. Une bonne nuit de sommeil assure une bonne vitesse de réaction et de bons réflexes de notre activité motrice. Au contraire, la fatigue entraîne un ralentissement de nos gestes.

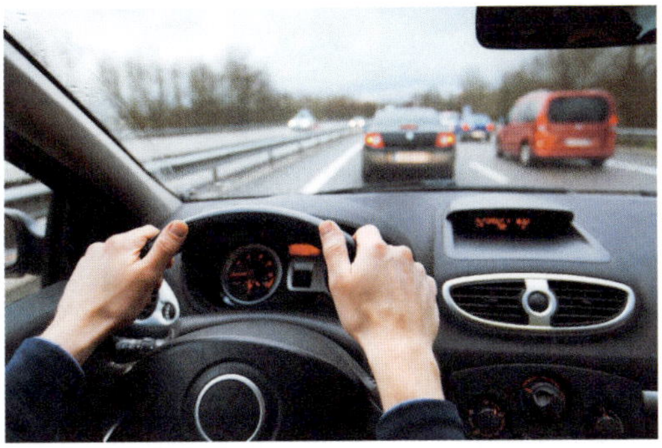

Les chiffres de la Sécurité routière en sont une accumulation de preuves :

– la fatigue est impliquée dans un accident de la route sur trois ;
– dormir moins de sept heures double le risque d'accident ;
– le risque d'accident est plus élevé pendant les périodes dites « de somnolence », entre 13 h et 15 h, et entre 2 h et 5 h.

Selon la Sécurité routière, au bout de dix-sept heures de veille active, par exemple si on s'est levé à 7 h et qu'il est minuit, la fatigue produit les mêmes effets que la présence de 0,5 gramme d'alcool dans le sang.

SURPOIDS
et manque de sommeil

Il n'y a plus de doute : il existe un lien direct entre la durée du sommeil et le surpoids. Le sommeil permet de réguler notre appétit, notre métabolisme, et réduit les risques de diabète et d'obésité. En effet, lorsque nous dormons, s'opèrent des échanges hormonaux très importants.

MOINS ON DORT, PLUS ON A FAIM

Le sommeil est la plus longue période sans prise alimentaire. Pour résister à ce « jeûne » quotidien, les cellules adipeuses produisent la nuit une hormone, appelée « leptine », qui fait disparaître la sensation de faim et augmente la dépense énergétique. À l'inverse, le jour, l'estomac sécrète une autre hormone, la ghréline, qui stimule notre appétit.

La réduction du temps de sommeil a pour conséquence une diminution de la durée de la sécrétion de l'hormone de la satiété et une augmentation de celle favorisant la faim. L'appétit va donc naturellement augmenter et nous pousser à manger davantage.

À côté de ces facteurs hormonaux, le manque de sommeil peut entraîner une prise de poids par d'autres mécanismes. En allongeant la durée d'éveil, on accroît le temps disponible pour manger et grignoter, avec une attirance pour des aliments à haute valeur énergétique : gras et sucrés. Quand la fatigue survient et que l'on se sent somnolent, l'envie d'activité physique se réduit, on se sent trop fatigué pour aller pratiquer du sport.

Ces différents mécanismes expliquent en grande partie la prise de poids souvent observée chez les courts dormeurs.

SOMMEIL ET INSULINE

L'insuline est l'hormone qui aide nos cellules à métaboliser le glucose, autrement dit le sucre. Elle est produite naturellement par le pancréas, dans des cellules spécialisées. Elle permet au glucose d'entrer dans les cellules du corps. Celles-ci utiliseront le glucose comme source d'énergie ou le mettront en réserve dans le foie et les muscles pour une utilisation future. Cette hormone joue un rôle de régulateur en maintenant la glycémie à des valeurs normales.

Selon de récentes recherches, le sommeil maintiendrait les cellules en bonne santé et contribuerait à diminuer l'insulinorésistance, c'est-à-dire la mauvaise réaction des cellules à l'action de l'insuline. Cette réaction délétère peut entraîner une glycémie élevée et éventuellement un diabète de type 2.

Les chiffres sont éloquents : une durée de sommeil inférieure à six heures expose davantage au risque de diabète car on observe une baisse de 40 % de la transformation du glucose dans l'organisme, une diminution de 30 % de la quantité d'insuline produite à la suite d'une consommation de glucose, et une augmentation de 50 % de la résistance à l'insuline (soit une baisse de l'action de l'insuline).

Le saviez-vous ?

L'Indice de masse corporelle (IMC) permet d'estimer l'excès de graisse dans notre corps. Plus l'IMC augmente et plus les risques liés à l'obésité sont importants.
Le calcul se fait selon cette formule : poids (en kg) / [taille (en m) × taille (en m)].
Par exemple, pour une femme pesant 60 kg et mesurant 1,58 m, il faut diviser 60 par (1,58 × 1,58), soit 60 / 2,4964 = 24,03, soit un IMC indiquant un poids normal.
D'après l'Organisation mondiale de la santé, un IMC entre 18,5 et 25 indique un poids normal, un IMC entre 25 et 30 révèle un surpoids et un IMC supérieur à 30 signale une obésité.
En France, d'après la Haute Autorité de santé, 15 % des adultes et 3,5 % des enfants présentent une obésité, et 32 % des adultes et 14,5 % des enfants sont en surpoids ; cela représente un adulte sur deux et un enfant sur cinq en excès de poids.

Glucose et molécules d'insuline dans le sang

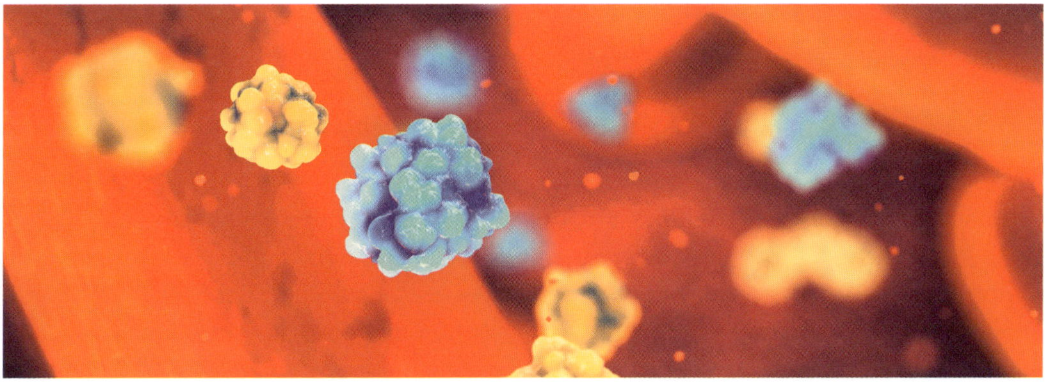

Nos habitudes de sommeil SONT-ELLES INSCRITES DANS NOTRE ADN ?

Notre besoin de sommeil serait « inscrit » dans notre patrimoine génétique : c'est la découverte d'une équipe de chercheurs californiens.

UN GÈNE RESPONSABLE DU TEMPS DE SOMMEIL

Grâce à des études menées sur des souris, les chercheurs ont identifié un gène qui pourrait être à l'origine des différences de besoin de sommeil. Cette découverte expliquerait l'existence des « courts dormeurs », ces personnes qui ont des besoins en sommeil moins importants que la majorité, sans souffrir de ce temps de sommeil réduit.

D'autres équipes de chercheurs ont repéré des modifications génétiques semblables chez les patients souffrant d'insomnie. Ces modifications seraient proches de celles que l'on retrouve chez des patients souffrant de problèmes de dépression et d'anxiété. Ces résultats ouvrent de nouvelles pistes sur les causes de l'insomnie, et à terme, sur les traitements qui pourront être proposés aux patients pour les soulager.

LA MODIFICATION DE L'ADN

Enfin, le manque de sommeil pourrait altérer notre ADN. C'est cette fois-ci une équipe de chercheurs de l'université de Hong Kong qui a observé des modifications de l'ADN chez ceux qui travaillaient de nuit. Ils ont observé une cinquantaine de médecins en bonne santé. Dans un groupe, certains travaillaient au moins trois fois par mois de nuit, et dans l'autre groupe, pas du tout.

L'étude a été menée sur une période de quatre mois pendant lesquels des échantillons de sang étaient prélevés tous les trois jours. Des prises de sang supplémentaires étaient réalisées sur les médecins quand ils avaient été privés de sommeil de manière aiguë, lors d'une garde par exemple.

Les scientifiques ont découvert que les médecins qui travaillaient de nuit présentaient plus de cassures dans leur ADN. L'équipe de recherche a pu aussi constater qu'après une nuit passée sans dormir, l'ADN présentait déjà de nouvelles altérations, ce qui démontre que ces modifications apparaissent rapidement, et que chaque nuit passée sans dormir a un effet direct sur l'ADN.

Les résultats de ces différentes études pourraient expliquer les raisons d'un risque accru de cancers et de maladies cardiovasculaires lorsque l'on manque de sommeil.

Quand on dort mal, même les spermatozoïdes fatiguent !

Un homme qui manque de sommeil produit 29 % de spermatozoïdes en moins et ceux-ci ont plus de risques de malformations.
Une femme qui dort moins de six heures par nuit a une baisse de 20 % de l'hormone de développement des follicules, essentiels à la reproduction.
Dormir a donc un impact sur la fertilité.

Hélice d'ADN

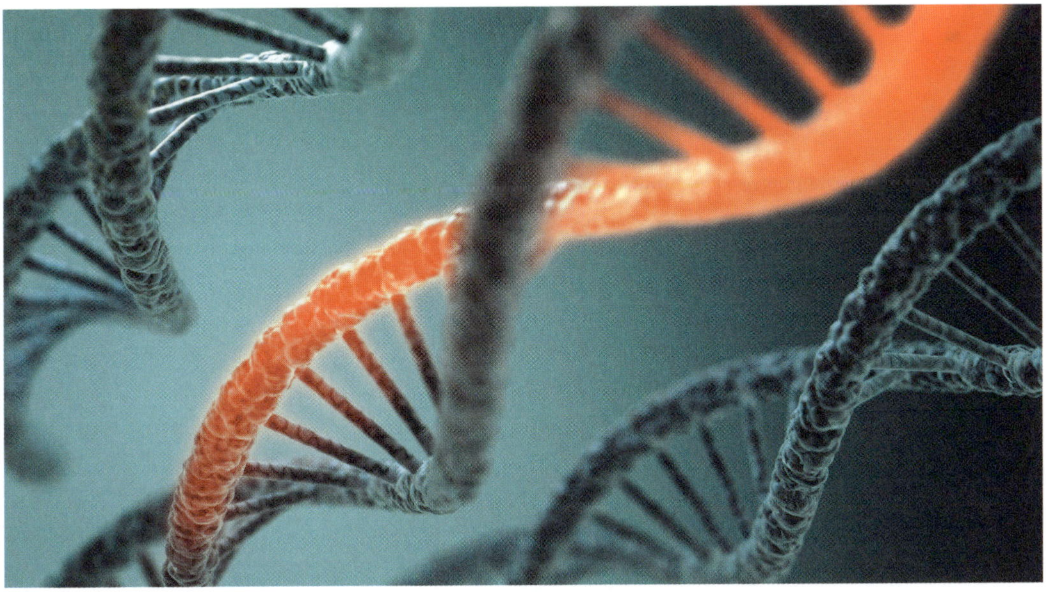

COMPRENDRE

Rêves et CAUCHEMARS

Étranges, intenses, effrayants, souvent illogiques, parfois merveilleux... Les rêves remplissent nos nuits de mille et une histoires sans que nous nous en rendions compte. Que se passe-t-il dans notre cerveau lorsque nous rêvons ? Pourquoi rêvons-nous ? Et de quoi rêvons-nous ? Longtemps limitée à la psychanalyse, la science des rêves est aujourd'hui en plein essor.

Qu'est-ce que **LE RÊVE ?**

D'après certains chiffres, nous passerions en moyenne entre quatre et six heures par nuit à rêver, soit environ douze ans de notre vie. Mais des chercheurs affirment que, pour l'instant, nous sommes sûrs d'une seule chose : nous n'en savons rien ! Le monde des rêves, caché derrière nos paupières closes, demeure encore bien inaccessible...

TOUTE LA NUIT

Contrairement à ce que l'on a longtemps soutenu, nos rêves ne sont pas réservés au stade du sommeil paradoxal : nous rêvons bien tout au long de la nuit. En revanche, les scénarios de nos rêves ne seraient pas les mêmes en fonction du moment de notre cycle de sommeil. En sommeil lent, nos rêves seraient plus simples, plus proches de la réalité ; en sommeil paradoxal, ils revêtiraient un aspect plus scénarisé, plus bizarre ; et en fin de nuit, ils seraient plus vifs, plus mouvementés.

Si vous avez l'impression de ne jamais rêver, sachez que c'est faux. Nous rêvons tous ! C'est simplement que certains d'entre nous s'en souviennent mieux que d'autres.

LES GRANDS RÊVEURS

Les grands rêveurs sont ceux qui se souviennent le mieux de leurs rêves. Ils auraient des périodes d'éveil entre chaque cycle de sommeil un peu plus longues que les autres dormeurs, deux minutes au lieu d'une. Ce sont des éveils très courts, dont on se souvient rarement au réveil, et qui laissent le temps de se rappeler son rêve et de le mémoriser avant de repartir dans un nouveau cycle. Cela ne signifie pas que la personne dort mal ou que son sommeil est fragmenté, elle a simplement un enchaînement des cycles du sommeil un peu différent des autres.

LE MONDE MYSTÉRIEUX DES RÊVES

Pour percer le mystère des rêves, les chercheurs utilisent aujourd'hui plusieurs techniques comme l'observation des mouvements des patients en train de dormir, les électroencéphalogrammes pour mesurer l'activité du cerveau, et aussi l'imagerie fonctionnelle, pour déterminer quelles zones du cerveau sont actives pendant le rêve. Ensuite, ils comparent les données recueillies aux récits de rêves de leurs patients. Pour « récupérer » le rêve avant qu'il ne disparaisse, les chercheurs réveillent les patients de leurs études à la fin de chaque cycle.

Le rêve se déroule lorsque l'on est coupé du monde extérieur, c'est une expérience intérieure. Pourtant, lors d'une étude, des chercheurs ont voulu voir ce qu'il se passait lorsque l'on agissait de l'extérieur sur le dormeur. Ils ont pu observer que lorsque l'on projetait de l'eau sur un dormeur, dans la moitié des cas, celui-ci incorporait dans son rêve cette intervention extérieure, en rêvant par exemple de pluie ou d'une fuite dans le toit.

Le rêve lucide

Nous avons parfois l'impression d'être en train de rêver et de parvenir à « contrôler » notre rêve. C'est ce qu'on appelle le « rêve lucide ». Il y a encore très peu d'études sur le sujet mais il semblerait que ce soit un état intermédiaire entre le sommeil paradoxal et la phase d'éveil. Pas tout à fait réveillés, et encore endormis, nous serions alors dans un « état » qui nous permettrait de continuer à rêver tout en changeant certaines caractéristiques du scénario ou du décor.

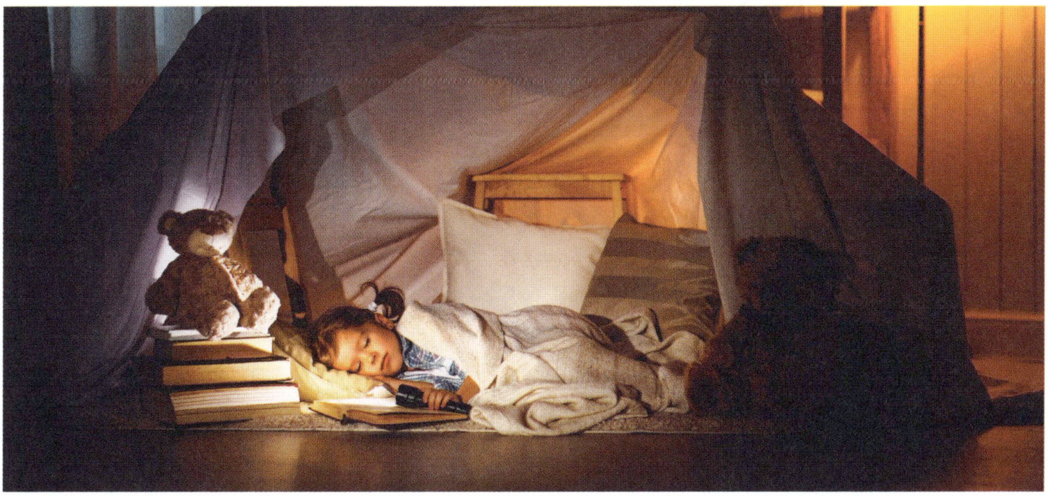

De quoi
RÊVONS-NOUS ?

Les rêves les plus typiques, ceux que l'on raconte le plus souvent (comme pouvoir voler, arriver tout nu quelque part, perdre ses dents...), ne sont pas les plus fréquents : ils ne représentent qu'un tout petit pourcentage des récits de rêves répertoriés lors des études. C'est parce qu'ils sont plus marquants et surprenants que l'on se souvient mieux de ces rêves-là que des rêves banals, qui reprennent des scènes de la vie quotidienne.

LA VIE QUOTIDIENNE

La plupart de nos rêves n'ont en réalité rien d'étonnant : généralement, il s'agit de scènes de la vie quotidienne, avec des personnes que nous connaissons, comme une sorte de répétition de la pièce de théâtre de notre vie. Dans nos rêves, nous incorporons des moments de notre journée mais ils n'apparaissent pas forcément tels que nous les avons vécus, notre cerveau les transforme en autre chose.

Une grande partie de nos rêves sont à connotation négative, ils occuperaient plus des deux tiers de nos nuits : on tombe dans un trou, on est en échec, on est en retard, on perd de l'argent, on se dispute, on court pour échapper à une menace... Ce que nous faisons et vivons chaque jour s'insinue dans les moindres recoins de nos rêves. Ainsi, on rêve très souvent de son travail, et si l'ambiance y est un peu tendue, on aura tendance à faire des rêves négatifs dans le décor du travail, ou avec des collègues. Les retraités rêvent souvent de leur ancien travail. On constate aussi que les sportifs rêvent plus de sport que les musiciens qui, eux, rêvent de musique. Fait étonnant, la façon de dormir influence nos rêves : des chercheurs ont en effet démontré que les gens qui dormaient tout nus rêvaient plus souvent qu'ils étaient nus.

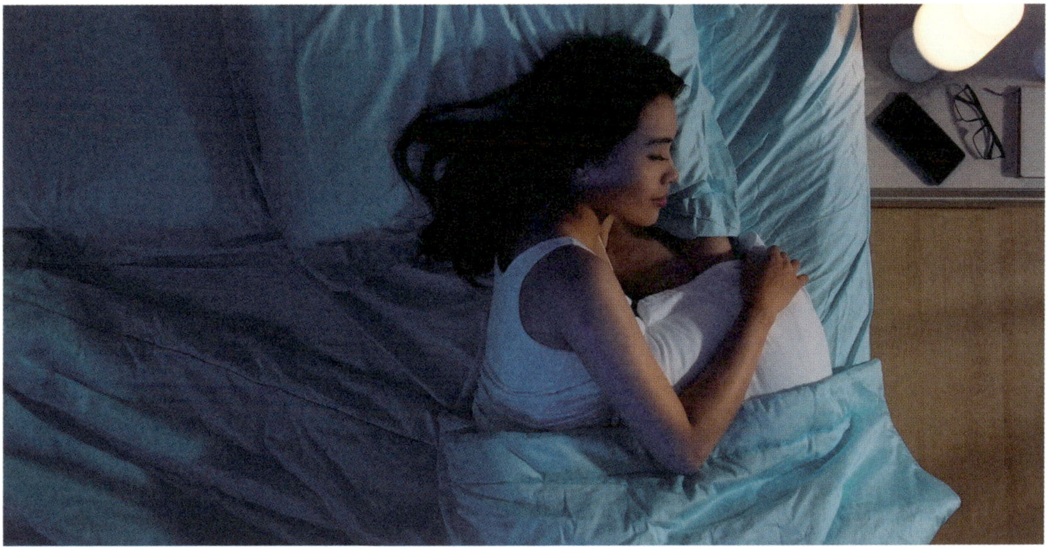

COMMENT SE SOUVENIR DE SES RÊVES ?

Pour l'instant, rien ne vaut le petit carnet et le crayon posés sur la table de nuit pour écrire le récit de vos rêves, dès que vous vous réveillez. Il existe même des applications sur votre smartphone pour le faire mais la lumière étant néfaste pour la qualité du sommeil, optez plutôt pour la première solution ! Avant de vous lancer, gardez les yeux fermés pour éviter toute interférence et entraîner votre mémoire à se souvenir des détails. Mais attention, ce travail d'écriture peut vous « sortir » de votre sommeil (allumer votre lampe, essayer de vous rappeler votre rêve, écrire, chercher vos mots) et vous empêcher de vous rendormir. C'est donc une expérience à éviter si vous souffrez déjà d'insomnie.

Les rêves érotiques

L'hypothèse freudienne était que les rêves exprimaient certains désirs refoulés. L'idée de Freud a été testée. On a privé de sexe de jeunes hommes pendant dix jours et on a étudié s'ils avaient plus d'éjaculations durant leur sommeil, et plus de rêves érotiques. Eh bien pas du tout ! Cette théorie est donc peu probable. L'érection du matin n'a d'ailleurs pas de lien avec le contenu érotique d'un rêve, c'est une idée très répandue mais elle est fausse.

À quoi servent **LES RÊVES ?**

La médecine du sommeil et la science des rêves sont des champs de recherche récents. Si nous ne savons pas encore exactement à quoi servent les rêves, certaines hypothèses commencent à émerger.

LES RÊVES COMME FACTEUR D'ACQUISITION DES GESTES...

Le temps de sommeil paradoxal est plus important à la naissance (environ 50 %), alors qu'il occupe 20 à 25 % d'une nuit de sommeil chez un adulte. Cette différence de conception des cycles pourrait s'expliquer par la nécessité de transmettre au plus jeune âge certains comportements que l'enfant aurait besoin de répéter « à blanc », pour acquérir des gestes.

Dans cette théorie, les rêves permettraient la transmission génétique des comportements qui sont propres à chaque espèce. Par exemple un chaton sait qu'il doit chasser la souris : il l'aurait déjà vécu et expérimenté dans ses rêves, avant même de rencontrer sa première proie.

... ET DE BIEN D'AUTRES COMPÉTENCES

Beaucoup d'éléments de la journée ou des journées précédentes s'intègrent dans nos rêves, qui de ce fait joueraient un rôle dans la consolidation de la mémoire. Cette analyse vient de l'observation des zones cérébrales actives pendant le sommeil, qui ont dans la journée un rôle dans la parole, la mémoire, la prise de décision ou les mouvements.

Les rêves favoriseraient aussi la créativité. En effet, grâce aux associations étranges ou surprenantes qui peuvent se produire lors d'un rêve, la pensée deviendrait plus flexible, plus imaginative. Les rêves aideraient également à réguler les émotions.

Un rêve pourrait également jouer un rôle de préparation au lendemain. Une sorte d'entraînement pour mieux anticiper les évènements auxquels on va être confronté dans la vie réelle. Ce qui expliquerait la part importante de rêves à connotation négative : on se préparerait aux pires situations, pour être capable de les affronter. Par exemple, les étudiants qui passent un examen rêvent à tout ce qui pourrait les empêcher de réussir : oublier leurs leçons, arriver en retard, ne pas avoir de stylo, se tromper de salle...

Dans une étude observant les étudiants en médecine, le docteur Isabelle Arnulf, spécialiste en médecine du sommeil et chercheuse en science des rêves, a remarqué que ceux qui rêvent qu'ils ratent leur concours réussissent mieux que les autres. Ce serait parce que le rêve les aurait préparés au pire, et qu'ils seraient donc moins stressés.

LA MACHINE À TRANSCRIRE LES RÊVES

Pourra-t-on voir un jour ce dont on rêve grâce à une machine ? Cela ressemble à de la science-fiction, pourtant les chercheurs pensent que nous allons de plus en plus nous en rapprocher. Des équipes japonaises travaillent sur une machine pour parvenir à décoder nos rêves, en enregistrant les signaux cérébraux et en les reliant aux récits des personnes étudiées... Mais il leur faut pour cela réveiller le sujet plusieurs centaines de fois, avec toujours le risque que son récit ne corresponde pas exactement à ce dont il était en train de rêver.

Les rêves prémonitoires

Tout le monde fait des rêves prémonitoires. Ce n'est pas rare du tout. Au milieu de la journée, on a l'impression que ce qui est en train de se passer a déjà été vécu, en rêve. Contrairement à l'impression qu'il nous en reste en nous réveillant, les rêves sont relativement flous, et un évènement survenant dans la journée peut nous rappeler un morceau de notre rêve, nous donnant ainsi l'impression d'un rêve prémonitoire.

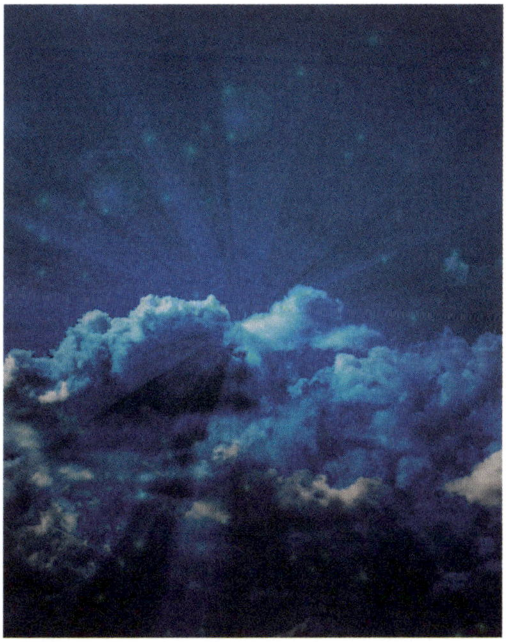

L'interprétation DES RÊVES

Depuis la nuit des temps, les hommes cherchent à comprendre à quoi servent les rêves et ce qu'ils signifient.

INTERPRÉTER LES RÊVES

Le premier traité d'interprétation des rêves est un papyrus égyptien qui date de 2000 avant Jésus-Christ. On a trouvé aussi un traité babylonien, puis un indien, et un grec. Les rêves y sont assimilés à des messages des dieux envoyés aux hommes. Dans la Bible on trouve des rêves prémonitoires, comme Pharaon dans l'Ancien Testament qui voit en rêve sept vaches maigres et sept vaches grasses, annonçant sept années de famine et sept années d'abondance. Au XVIIIe siècle, de petits ouvrages populaires répertorient les symboles que l'on peut voir en rêve et en donnent une explication simple, voire simpliste.

LES APPORTS DE FREUD

En 1899, Freud publie un de ses livres les plus lus, *L'Interprétation des rêves*, où il raconte ses propres rêves, des souvenirs d'enfance et la mort de son père. Passionné par les rêves de ses « patients » et par les siens, Freud les notait et les analysait. C'était pour lui la voie royale pour atteindre l'inconscient d'une personne. Seul le rêveur pourrait comprendre son rêve, parfois grâce au questionnement de son analyste et à l'association libre des idées. Certains rêves seraient ainsi une manière d'assouvir ses désirs refoulés, déguisés sous une forme différente de la réalité, pour ne pas « choquer » notre conscience. Depuis, de nombreux neurologues et psychiatres sont revenus sur les théories de Freud et les ont complétées, ou invalidées. Pour tous, le rêve serait une sorte de rébus que le rêveur s'adresse à lui-même, pour digérer la journée, anticiper les évènements à venir, et traiter toutes les informations que son cerveau a emmagasinées dans la journée.

Pourquoi fait-on des CAUCHEMARS ?

Même si une très grande majorité de nos rêves ont des connotations négatives, il ne s'agit pas de cauchemars. Mais dès lors que nous nous sentons en danger, menacés, et que cette situation devient tellement insupportable que nous nous réveillons brutalement, c'est que le rêve s'est transformé en cauchemar.

UN LIEN AVEC LE STRESS ET L'ANXIÉTÉ ?

Très peu étudiés pour le moment, les cauchemars semblent liés à un état psychologique difficile, au stress, à l'angoisse. Une théorie veut que le rêve serve à « digérer » une situation ou une émotion, et le cauchemar serait l'échec de ce processus. Les personnes sujettes aux insomnies font plus de cauchemars, mais est-ce le manque de sommeil qui les provoque, ou bien les cauchemars qui seraient la cause des insomnies ? Cela reste encore mystérieux.

Si un patient souffre de cauchemars répétés, on pourra lui proposer une thérapie cognitive par l'image. Il s'agit d'écrire le cauchemar, de s'y confronter de jour, en pleine lumière, et d'en changer le dénouement en imaginant une fin heureuse et positive. Le patient devra relire le récit de son cauchemar rescénarisé avant de dormir. Les résultats sont en général assez rapides et concluants.

Le rêve pour soigner

L'étude des rêves représente d'énormes espoirs pour les chercheurs qui travaillent sur la maladie de Parkinson. En observant certains malades pendant leur sommeil, les médecins ont pu se rendre compte que leurs mouvements redevenaient normaux, sans aucun tremblement, alors que pourtant ils ne prenaient pas leur traitement à ce moment-là. Il y aurait donc une façon de récupérer des mouvements fluides sans médicaments. Des recherches sont en cours.

COMPRENDRE

Quels sont nos besoins EN SOMMEIL ?

Quels sont les besoins en sommeil à chaque âge ?
Comment évoluent-ils au cours de notre vie et surtout
pourquoi ne sont-ils pas les mêmes ?
Enfant, adulte, personne âgée,
chacun a des besoins différents qu'il doit respecter
pour être en bonne santé.

À chacun son temps de sommeil quotidien (source : Sciences et Avenir)

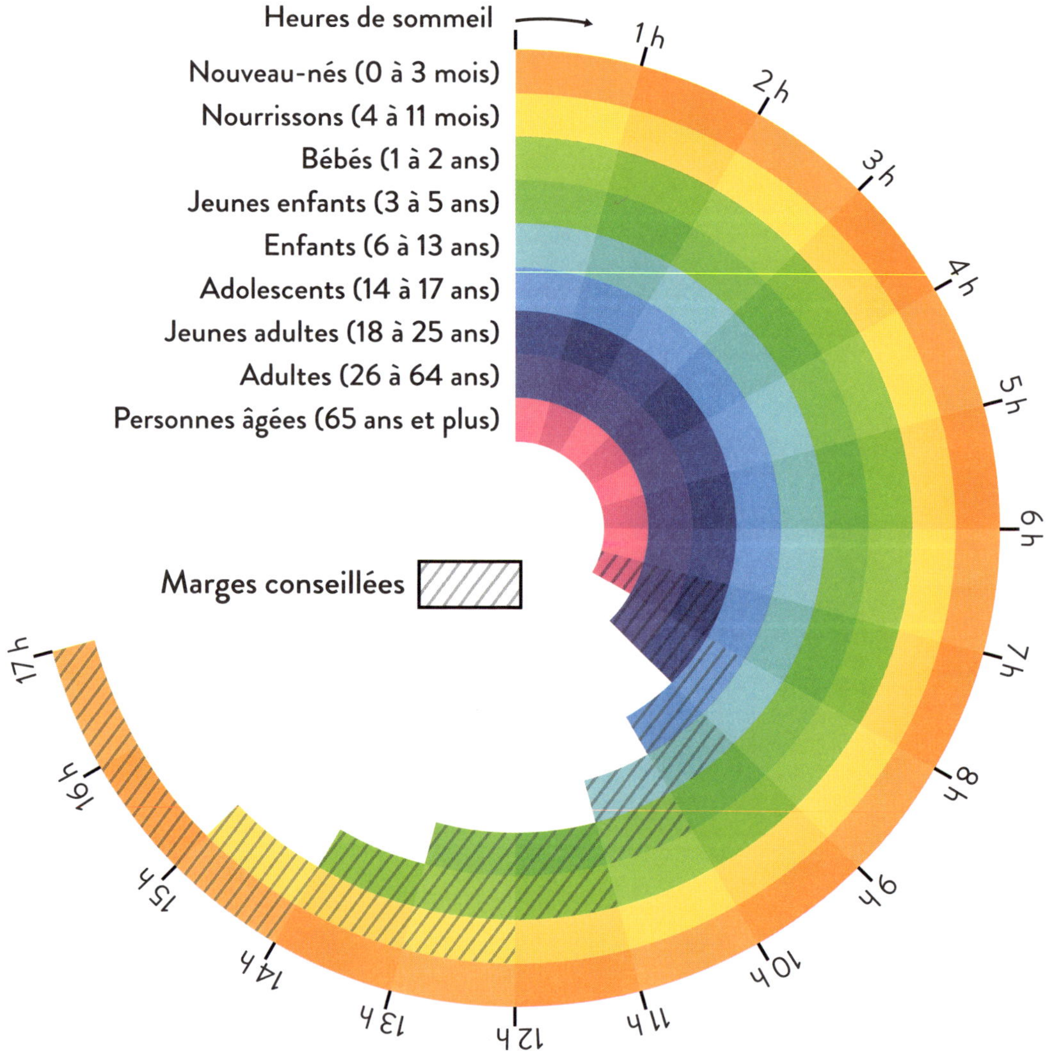

Le sommeil **DES BÉBÉS**

Le bébé dort déjà dans le ventre de sa mère sans être calé sur un rythme précis. Après sa naissance, il va adopter différents cycles de sommeil qui vont se régulariser et se fixer sur le rythme circadien.

IN UTERO

Dans le ventre de sa mère, le fœtus dort presque sans arrêt. Bien à l'abri de la lumière et des bruits dans sa bulle de liquide amniotique, rien ou presque ne le dérange. Il ne suit d'ailleurs pas forcément les cycles de sommeil de sa mère et, entre 21 heures et minuit, on remarque souvent un pic d'activité fœtale.

Déconnecté de la lumière solaire, il ne connaît pas encore l'alternance entre le jour et la nuit. Les cycles du fœtus ne ressemblent pas aux cycles des adultes, mais il y a tout de même une alternance de sommeil calme et de sommeil agité, aussi appelé « sommeil sismique » ; la future maman confond d'ailleurs souvent ces mouvements violents avec des mouvements d'éveil de son bébé.

Au moment de l'accouchement, le bébé dort à poings fermés ; ce sont les dernières contractions, les plus puissantes, et le moment de l'expulsion qui vont provoquer son premier réveil.

À LA NAISSANCE

Un bébé dort en moyenne entre seize et vingt heures par jour. Ses cycles de sommeil ne durent au départ que cinquante minutes, puis s'allongent autour de soixante-dix minutes – contre quatre-vingt-dix minutes chez l'adulte.

Il est primordial de respecter les cycles de sommeil d'un enfant, car c'est à ce moment-là que la restauration et la construction de l'organisme se font ; l'activité du cerveau étant ralentie, c'est le moment du développement physiologique de l'enfant.

Les cycles du sommeil de la naissance à 2 mois

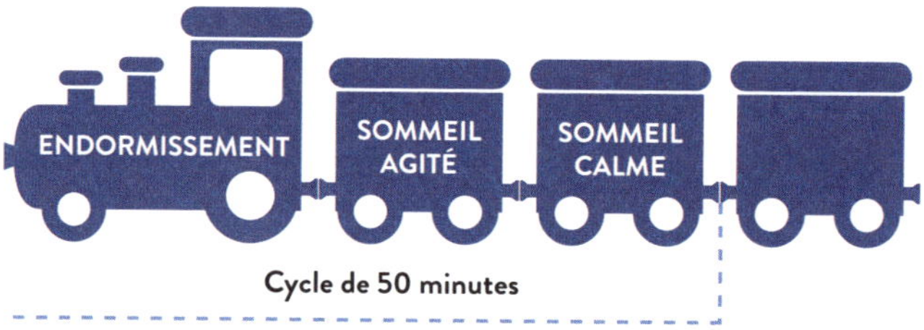

Pendant le sommeil agité, on peut voir l'enfant bouger. Il ne faut surtout pas confondre ce moment avec une phase d'éveil, et venir consoler son bébé : il dort ! C'est le moment de la construction cérébrale et des développements cognitifs, de la mémorisation des apprentissages mais aussi de la gestion des émotions et de la régulation de l'humeur. Ces heures d'abandon sont essentielles à la maturation du cerveau.

À partir de 3 mois environ, la composition des cycles change avec l'apparition du sommeil paradoxal.

ENTRE 3 ET 9 MOIS

La plupart des enfants commencent à « faire leurs nuits » à partir de 3 mois. Leur sommeil s'organise sur le rythme circadien, l'alternance du jour et de la nuit, et les plages de sommeil sont de plus en plus longues. Certains enfants vont faire leurs nuits plus tôt que les autres, même au sein d'une fratrie. Pour de nombreux bébés, ce sera autour de 6 à 8 mois, au moment de la diversification alimentaire, qu'ils ne ressentiront plus le besoin d'un biberon au milieu de la nuit. Faire ses nuits pour un bébé ne signifie pas faire la grasse matinée jusqu'à 9 heures, mais seulement réussir à ne pas se réveiller pendant une plage horaire

Les cycles du sommeil de 3 à 9 mois

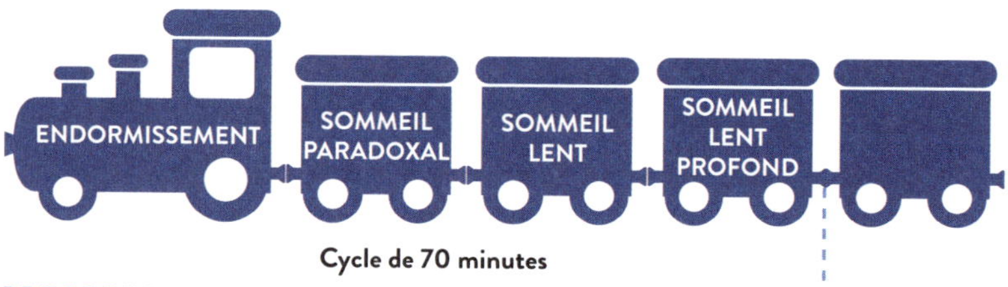

plus longue, entre cinq et sept heures, qui ressemble à une nuit.

De nombreux facteurs peuvent jouer sur le sommeil de votre bébé. N'hésitez pas à en parler avec votre pédiatre : votre bébé est-il allaité au sein ou au biberon ? Souffre-t-il de coliques ou de reflux ? Prenez-vous le temps de faire une balade chaque jour, et de l'exposer ainsi à la lumière du jour ? La qualité des phases d'éveil joue sur le sommeil des enfants.

À PARTIR DE 9 MOIS

Autour de 9 mois, l'endormissement ne se fait plus directement en sommeil paradoxal, mais progressivement, avec une période de sommeil lent puis profond comme chez les adultes. Le rythme circadien se met peu à peu en place pendant les trois premières années, le repos diurne se réduit, le besoin de sommeil se rapproche de celui de l'adulte. Entre 1 et 3 ans, l'enfant peut encore se réveiller une à trois fois par nuit. S'il sait s'endormir seul, il saura s'auto-apaiser et se rendormir sans aide.

Quelques petits conseils pour aider votre bébé à bien dormir

* L'heure du coucher doit être régulière, entre 19 h et 20 h 30, et ne doit pas s'éterniser.

* Ce moment doit chaque soir être le même, comme un rituel calme et réconfortant avec les étapes dans le même ordre, ce qui lui permettra de se repérer. Par exemple : le bain, le pyjama, le biberon, l'histoire ou la berceuse, puis un dernier bisou.

* Dans la mesure du possible, essayez de ne pas le réveiller quand il dort, et suivez son rythme. Mais ce n'est pas toujours facile quand il faut le déposer à la crèche et courir au travail.

* Sa chambre doit être calme, obscure, et pas trop chaude (18 °C dans l'idéal, en tout cas, pas moins de 16 °C et pas plus de 20 °C).

Les cycles du sommeil après 9 mois

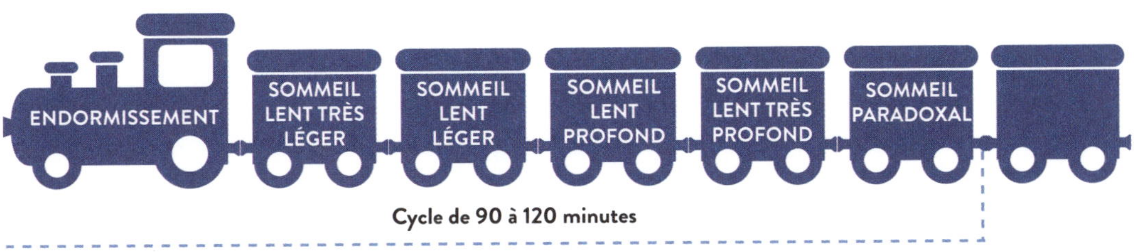

Le sommeil des **ENFANTS** et des **ADOLESCENTS**

Quand l'enfant grandit le temps d'endormissement s'allonge, les nuits se réduisent et les siestes disparaissent. Douze heures de sommeil sont d'abord nécessaires, puis onze, et enfin neuf vers l'âge de 12 ans.

ENTRE 6 ET 13 ANS : DE BONNES NUITS POUR UN MEILLEUR APPRENTISSAGE

À partir de 6 ans, le temps de sommeil paradoxal prend une place très importante, beaucoup plus que chez l'adulte. C'est une phase de sommeil indispensable à la construction du cerveau des enfants. Pendant la nuit, nous fixons, nous mémorisons, nous comparons, nous répétons, en résumé nous apprenons et notre cerveau se développe. En cas de manque de sommeil, les enfants (et les adultes) rencontrent des difficultés d'apprentissage, des problèmes d'attention, de concentration et de mémorisation, des retards du langage mais aussi une tendance à l'hyperactivité, l'impulsivité, aux troubles de l'humeur et enfin au surpoids. Une étude américaine a démontré que les enfants qui ne dorment pas assez ont plus de risques d'avoir de mauvaises notes en mathématiques, en lecture ou en écriture.

Les recommandations pour les enfants scolarisés sont simples :

– Éteignez les écrans deux heures avant d'aller au lit, au minimum une heure (encore mieux : réservez les écrans aux week-ends et évitez-les en semaine).

– Pour éviter toute tentation : pas d'écrans dans la chambre à coucher (tablette, téléphone, ordinateur, télévision...).

– Couchez votre enfant à un horaire régulier, et quand il grandit, assurez-vous de son extinction des feux à une heure raisonnable.

– Ne changez pas trop les horaires de lever et de coucher pendant le week-end, pour éviter les difficultés de réveil le lundi matin.

– Soyez attentif aux signes du manque de sommeil. Si votre enfant est somnolent, irritable, de mauvaise humeur au réveil, il ne dort probablement pas suffisamment.

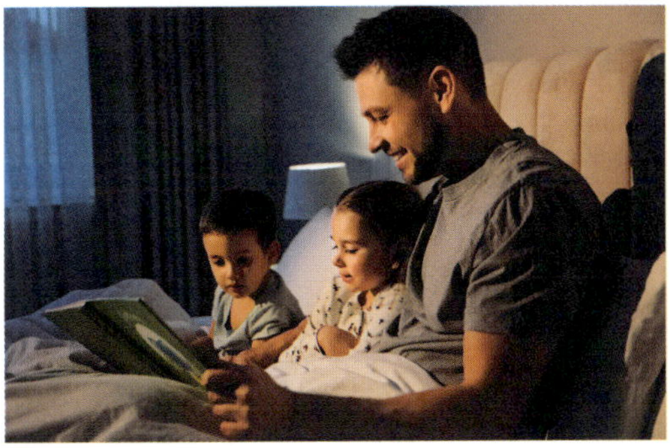

LE SOMMEIL DES ADOLESCENTS

Pour certains adolescents, dormir est la dernière priorité, ils préfèrent passer une partie de la nuit sur leur ordinateur ou leur téléphone plutôt que se reposer. Selon une enquête de l'Institut national du sommeil et de la vigilance, les deux tiers des 15-24 ans dorment moins de huit heures par nuit en semaine. Pourtant leur besoin de sommeil est plus important que celui des adultes, entre neuf et dix heures de repos, car ils sont dans une phase de croissance importante.

Leurs cycles cependant ont désormais la même durée que ceux des adultes, quatre-vingt-dix minutes, mais avec tout de même une particularité propre : ils contiennent plus de sommeil profond. On dit d'ailleurs souvent des adolescents qu'ils sont « dans le coma ».

Pendant le sommeil profond, l'hypothalamus qui se trouve au centre du cerveau ordonne à la thyroïde de produire des hormones de croissance. La croissance des enfants a donc lieu uniquement pendant la nuit. Voilà pourquoi il est si important de respecter leur sommeil !

À partir de 12 ans en moyenne, les adolescents adoptent un nouveau rythme de sommeil. Ils se décalent progressivement, se couchent et se lèvent plus tard car leur horloge interne circadienne, localisée dans l'hypothalamus, fonctionne plus lentement, et donc déclenche leur endormissement plus tard que chez l'adulte. De nombreux spécialistes s'accordent sur le fait que les horaires de classe d'un lycéen ne correspondent pas du tout à son horloge biologique. Il faut donc l'aider à prendre de bonnes habitudes pour bien dormir.

Un sur quatre

Un adolescent sur quatre garde son téléphone allumé la nuit. Une très mauvaise habitude qu'il ne faut pas prendre pour éviter les micro-réveils causés par les différentes notifications de l'appareil.

Adultes : le sommeil, **RÉGULATEUR** de **STRESS** et d'**ÉMOTIONS**

À l'âge adulte, le sommeil est toujours aussi important. Mais nous avons moins besoin de dormir, entre sept et huit heures par nuit. Malheureusement, un Français sur trois dort en moyenne moins de six heures !

SEPT HEURES ET DEMIE

Dans l'idéal, il faudrait que nous dormions environ sept heures et demie, l'équivalent de cinq cycles de quatre-vingt-dix minutes. Mais cet objectif est difficile à atteindre à cause des contraintes professionnelles et familiales, des nuisances sonores, du stress, et de l'omniprésence des écrans qui se faufilent jusque dans notre lit.

Le cycle de quatre-vingt-dix minutes est une alternance de sommeil léger, de sommeil profond et de sommeil paradoxal. Au fil de la nuit, la part de sommeil profond diminue au profit du sommeil paradoxal. C'est pendant ce dernier qu'a lieu la régulation de nos émotions grâce aux rêves. Nous rejouons alors beaucoup de choses de la journée passée, ce qui nous permet d'être stables d'un point de vue émotionnel et psychologique. En outre, pendant les rêves, notre cerveau crée de nouveaux circuits, pour se préparer aux expériences du lendemain.

Notre usine corporelle n'a plus comme objectif de se construire, contrairement aux adolescents et aux enfants, mais de se consolider, de se nettoyer.

DES TROUBLES DU SOMMEIL APPARAISSENT…

À l'âge adulte apparaissent aussi souvent les troubles de sommeil : près de la moitié des 25-45 ans considèrent qu'ils dorment moins que ce dont ils auraient besoin. Un adulte sur dix ne dort toujours pas à 1 heure du matin, un sur six s'estime fatigué tous les jours de la semaine, et un sur dix se dit insomniaque.

PERSONNES ÂGÉES : DORMIR MOINS, ET MOINS BIEN

À l'âge de la retraite, les besoins de sommeil sont toujours de sept à huit heures. Mais malgré la disparition des contraintes horaires, un grand nombre de personnes âgées se plaignent de troubles du sommeil. Il faut dire qu'à partir de 50 ans, le sommeil profond diminue, les réveils nocturnes apparaissent et les nuits sont plus fragmentées. De plus, les pathologies, comme celle des jambes sans repos ou l'apnée du sommeil, sont de plus en plus fréquentes.

Alors la tentation est grande d'avoir recours à un somnifère : une mauvaise habitude assez fréquente chez les plus de 65 ans, puisqu'un tiers d'entre eux, soit 3,5 millions de Français, en prennent. La proportion passe même à plus de 40 % chez les plus de 85 ans. Des chiffres inquiétants quand on connaît les effets secondaires de ces médicaments : dépendance, chutes, troubles de la mémoire. Des études démontrent aussi un lien entre la prise régulière de benzodiazépines (Valium®, Lexomil®, Temesta®, Xanax®...) et les risques de développer la maladie d'Alzheimer.

Quelques informations précieuses pour éviter les somnifères

Il est tout à fait normal de mettre du temps à s'endormir quand on est plus âgé : la phase d'endormissement est plus longue, quarante-cinq minutes en moyenne à 80 ans contre trente minutes à 30 ans. Inutile de vous inquiéter, prenez juste l'habitude de lire pour trouver le sommeil.

Veillez à ne pas abuser de la sieste : ce sommeil réparateur ne doit pas excéder une heure, sinon l'endormissement le soir venu sera plus difficile et la nuit moins profonde.

Aussi, les personnes âgées passent souvent plus de temps dans leur lit que leurs besoins réels de sommeil. Si vous vous couchez à 22 h 30, huit heures plus tard, il est... 6 h 30. Ne soyez donc pas étonné de vous réveiller si tôt.

Pour garder un bon sommeil en vieillissant, les conseils sont simples et valables quel que soit l'âge : s'exposer à la lumière en journée et avoir une activité physique régulière.

Focus : le sommeil **DES ANIMAUX**

Quand le soleil se couche, pour certains animaux c'est l'heure d'aller dormir, alors que pour d'autres c'est le moment de sortir de leur tanière.

TOUS LES ANIMAUX ONT BESOIN DE DORMIR

Chacun à sa façon, en fonction de son milieu naturel, de son régime alimentaire et surtout de sa place dans la famille des proies potentielles. Alors quel est l'animal qui dort le plus ? Et celui qui dort le moins ?

Le sommeil est une période de vulnérabilité pour toutes les espèces vivantes : quand les animaux dorment, ils ne peuvent pas faire de réserves alimentaires, ni nourrir leur progéniture, ni chercher un partenaire pour se reproduire, ni même tout simplement se protéger contre les prédateurs. Et pourtant, le sommeil a persisté tout au long de l'évolution, chez toutes les espèces, car l'organisme en tire des bénéfices vitaux. En outre, chaque espèce a su s'adapter.

LA CHAMPIONNE DU SOMMEIL EST... LA CHAUVE-SOURIS !

Sous les toits ou dans les grottes se cache la championne incontestée du sommeil. Ce petit mammifère volant dort jusqu'à vingt heures par jour. Accrochée par les pattes pour s'envoler plus facilement, elle ne part en chasse que quelques heures la nuit, lorsque les papillons dont elle raffole sont de sortie. Dormir autant lui permet d'économiser son énergie. Autre avantage : les animaux qui dorment le plus développent un système immunitaire plus performant.

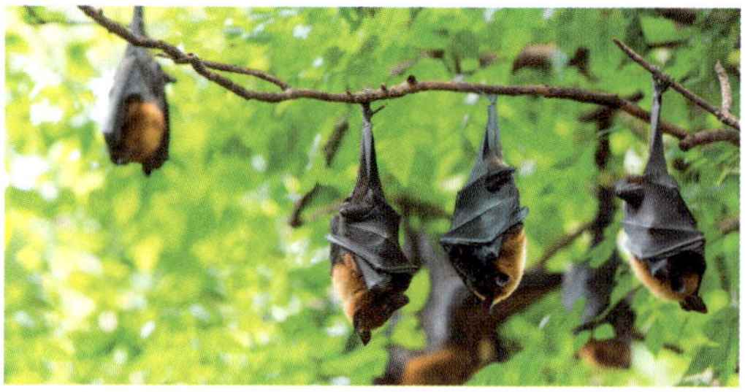

PRÉDATEURS ET PROIES

Un autre champion du sommeil : le tigre avec ses seize heures de sommeil par jour ! Sa position au sommet de la chaîne alimentaire lui permet de s'adonner à de longues siestes sans craindre pour sa survie. Fatigué par la chasse, le sommeil lui est indispensable pour reprendre des forces avant sa prochaine attaque.

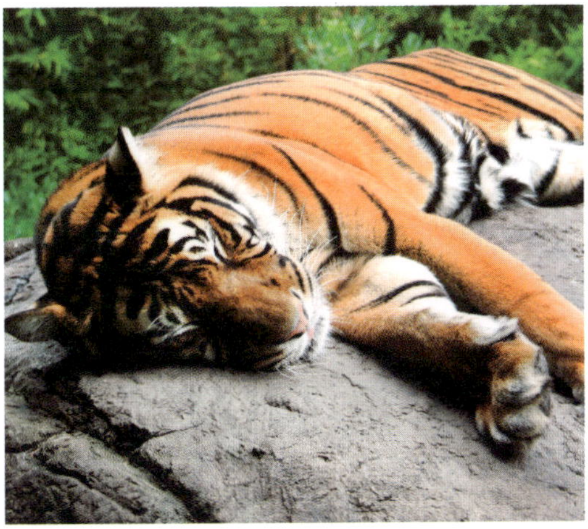

Autre félin, mêmes mœurs : le chat domestique, qui désormais ne dépense plus beaucoup d'énergie pour accéder à ses croquettes, a cependant gardé l'habitude de passer les deux tiers de son temps à dormir. Malheureusement pour ses maîtres, il est actif surtout la nuit !

Les animaux proies dorment en général beaucoup moins que les animaux prédateurs, et le régime alimentaire joue aussi beaucoup sur la répartition des heures de sommeil sur la journée. Les herbivores ont un sommeil beaucoup plus léger. L'éléphant par exemple ne dort que quatre heures en moyenne. Il se nourrit essentiellement de plantes et de fruits, et vu sa corpulence, il lui faut trouver chaque jour deux cents kilos de nourriture, ce qui l'occupe en moyenne entre seize et vingt heures.

La girafe, elle, détient le record du sommeil le plus court, avec seulement deux heures par jour ! Elle dort par micro-siestes, jamais plus de cinq minutes d'affilée. Cette technique bien particulière lui permet de toujours rester sur le qui-vive, à l'affût du moindre prédateur.

DORMIR À MOITIÉ

Certaines espèces ont développé une technique encore plus efficace : ne dormir que d'un œil ! C'est le cas du dauphin. Pour lui, impossible de dormir, sinon c'est la noyade. Il est obligé de remonter régulièrement à la surface pour respirer. Pour cela, seule une moitié de son cerveau s'endort. L'autre moitié reste éveillée et assure le contrôle de ses fonctions vitales.

C'est aussi le cas de nombreuses espèces d'oiseaux, particulièrement les oiseaux migrateurs. Quand ils sont au sol, ils dorment entre dix et quatorze heures ; mais quand ils volent, ils ne dorment pas plus de quelques dizaines de minutes. Le sommeil dépend aussi de leur position dans le groupe : s'ils dorment à plusieurs, ceux bien à l'abri, au centre, dorment profondément, alors que ceux en périphérie ne dorment que d'un œil pour pouvoir donner l'alerte.

COMPRENDRE

Celles et ceux QUI MANQUENT DE SOMMEIL

Selon une étude de Santé publique France publiée en 2019, les Français dorment en moyenne six heures et quarante-deux minutes chaque nuit. C'est la première fois que le temps de sommeil quotidien passe sous la barre des sept heures, durée minimale recommandée pour une bonne récupération. Qui sont ces Français qui ne dorment pas assez ?

TRAVAIL DE NUIT : professions et risques à long terme

En France, un salarié sur quatre travaille pendant la nuit (au moins en partie), soit entre 21 heures et 6 heures du matin.

LES TRAVAILLEURS POSTÉS DORMENT MOINS

Il y a ceux qui travaillent de nuit et ceux qui changent régulièrement d'horaires de travail, c'est ce qu'on appelle le « travail posté », quand trois employés se succèdent sur le même poste toutes les huit heures (les fameux « 3 × 8 »). Ils dorment en moyenne entre une et deux heures de moins que les autres salariés, et leur proportion est en augmentation : en 1984, les ouvriers étaient 3 % à travailler de nuit, en 2016, ils étaient 13 % !

Ces travailleurs sont plus souvent sujets aux troubles du sommeil, à la somnolence au cours de la journée, et donc plus exposés aux risques d'accidents.

S'ils avaient mieux dormi...

Quand le plus important accident nucléaire du XXe siècle se produisit, il était 1 h 23 à Tchernobyl. Les techniciens n'avaient pas dormi depuis plus de douze heures. Les spécialistes s'accordent aujourd'hui pour dire qu'il est fort probable qu'ils auraient pris de meilleures décisions s'ils avaient dormi et avaient été reposés.

L'explosion de la navette spatiale Challenger serait aussi due à une erreur humaine. Certains membres de l'équipe technique avaient dormi à peine deux heures dans les dernières vingt-quatre heures avant le décollage. La fuite dans le réservoir aurait été détectée mais le responsable du décollage, épuisé, n'aurait pas bien évalué le risque.

RISQUE DE SURPOIDS

Le travail de nuit entraîne une prise de poids, due non seulement à la privation de sommeil mais aussi aux décalages des horaires de repas.

Notre horloge biologique intervient sur la digestion. Ainsi la nuit, entre minuit et 7 heures, notre digestion est ralentie, la dépense énergétique qui suit un repas est plus faible, les sucres et les graisses ne sont plus aussi bien digérés. Les conséquences de ces modifications sont encore accentuées si l'alimentation est déséquilibrée.

RISQUE DE CANCERS ACCRU

En 2007, l'Organisation mondiale de la santé (OMS) a considéré le travail de nuit comme nuisible pour la santé. Et l'agence de recherche sur le cancer de l'OMS a confirmé que le travail de nuit était un agent cancérigène en 2009. Des études ont ainsi souligné les risques plus importants de cancer du sein chez les hôtesses de l'air et infirmières, professions travaillant régulièrement de nuit. Ce serait à cause du dérèglement de l'horloge biologique et de la sécrétion de mélatonine, hormone naturelle du sommeil. Sa baisse ou son absence diminueraient son effet protecteur vis-à-vis du développement du cancer – c'est un risque peu connu du grand public.

Comment mieux s'adapter aux horaires atypiques ?

* Prendre trois repas variés et équilibrés par jour, si possible à des horaires réguliers. Faire une collation légère si besoin, sans sauter de repas et en évitant le grignotage.
* Éviter une consommation excessive d'excitants surtout pendant les cinq dernières heures de travail qui précèdent le coucher afin de ne pas perturber le sommeil.
* Recréer les conditions de nuit lorsque le sommeil doit intervenir le jour : température de la chambre basse (18 °C), silence et obscurité.
* Lors du travail de nuit, recréer les conditions de jour, notamment avec un éclairage suffisant.
* En revanche, on peut essayer d'éviter l'exposition à la lumière, en portant des lunettes de soleil le matin en rentrant chez soi.
* Faire des siestes d'une heure et demie, le temps d'un cycle, pour compenser la dette de sommeil.

Le manque de sommeil DES JEUNES PARENTS

Celles et ceux qui ont des enfants le savent : être parent, c'est faire une croix sur des nuits entières. Et pas seulement juste après la naissance.

UNE HEURE DE SOMMEIL EN MOINS PAR JOUR

Dès les premières heures à la maternité, la jeune mère est confrontée aux réveils du nourrisson, qui n'a à cet instant aucune notion d'alternance entre le jour et la nuit. Une tétée ou un biberon toutes les deux ou trois heures, sans compter le temps du change et de la berceuse… Il ne reste plus beaucoup de temps pour dormir.

Selon une étude anglaise de l'université de Warwick, la première année qui suit la naissance d'un enfant, les nouvelles mères perdent en moyenne entre quarante minutes et une heure de sommeil, alors que les pères, bizarrement, ne perdent que treize minutes…

Le moment le plus difficile est bien sûr quand la mère, ou celui qui a pris le congé postnatal, doit retourner travailler. Commence alors une course contre la montre quotidienne pour combiner soins au bébé et temps de travail. La solution de la majorité des jeunes parents est de se lever plus tôt pour s'occuper d'abord d'eux-mêmes (douche et petit-déjeuner) avant le réveil de l'enfant. Et ce temps de sommeil en moins ne se limite pas à la première année de l'enfant car une fois que ce dernier fait ses nuits, il y a une multitude d'autres causes aux réveils nocturnes : poussées dentaires, cauchemars, fièvre, nez bouché, toux…

QUELLES SOLUTIONS ?

Évidemment la première solution est un meilleur partage des tâches entre les deux parents. Même si celui qui a pris l'habitude de se lever pendant le congé postnatal continue de se réveiller le premier dès le début des pleurs de l'enfant, il ne doit pas hésiter à réveiller l'autre parent pour lui demander de s'en occuper. On se rendort beaucoup plus vite quand on ne s'est pas « complètement » réveillé.

Optez pour l'utilisation d'une veilleuse avec la lumière la plus douce possible, et essayez même de ne pas l'allumer au milieu de la nuit. Remettez par exemple la tétine à tâtons pour éviter de donner à votre cerveau (et à celui de votre bébé) la fausse idée que le soleil s'est levé et que la nuit est finie.

Enfin, autre règle d'or, difficile à appliquer mais toute simple : apprendre à se reposer dès les premiers jours de l'enfant quand il dort. Profitez de sa sieste pour vous en octroyer une, plutôt que de lancer une lessive ou faire des courses en ligne. Plus facile à écrire qu'à faire, je vous l'accorde...

L'hypervigilance maternelle

Si les mères se réveillent dès le premier petit bruit de leur nouveau-né, une anxiété trop forte et une constante inquiétude peuvent provoquer ce qu'on appelle « l'hypervigilance maternelle ». Sur le qui-vive, surveillant le moindre geste de leur nourrisson, les mères perdent peu à peu le sommeil. S'il est tout à fait normal d'être un peu en alerte les premiers jours au retour de la maternité, et que ces symptômes durent une semaine, le temps du baby blues et de la chute d'hormones, il ne faut cependant pas hésiter à consulter si les insomnies perdurent au-delà, car il peut s'agir d'une dépression post-partum.

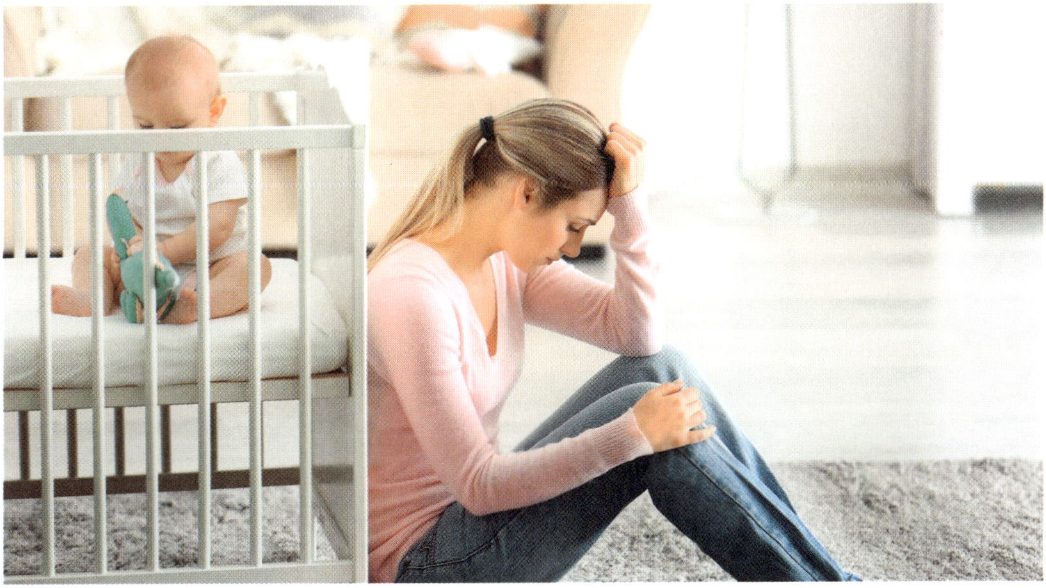

LA PRIVATION DE SOMMEIL VOLONTAIRE : navigateurs et coureurs d'ultra-trail

Dès que l'on se trouve dans une situation particulière, et spécialement quand il y a du stress, le sommeil va se morceler, c'est ce qu'on appelle le « sommeil polyphasique ».

EN SOLITAIRE

C'est ce que l'on voit par exemple chez les navigateurs en solitaire, qui doivent rester sur le qui-vive, pour éviter la collision avec un objet flottant ou un paquebot, ou tenir tête à une tempête, même au milieu de la nuit. Pour ne pas s'absenter trop longtemps de la commande du bateau, les navigateurs vont découper leur nuit de sommeil en plusieurs morceaux, avec des cycles plus courts, parfois entre vingt et trente-cinq minutes, selon la situation, et jamais plus d'une heure trente d'affilée. L'idéal est de placer ces séquences de sommeil aux heures naturelles de creux de l'horloge biologique : la nuit et en début d'après-midi. Souvent, pendant les premières vingt-quatre heures de la course, les compétiteurs ne vont pas dormir, et c'est cette privation de sommeil leur permettra ensuite de s'endormir « à la demande ».

Par la suite, ils vont accumuler des micro-siestes pour atteindre trois à cinq heures de sommeil par jour. Il leur faut absolument dormir pour éviter de diminuer leurs performances cognitives et de prendre de mauvaises décisions qui pourraient leur faire perdre la course ou même risquer de s'endormir au mauvais moment.

ULTRA-TRAIL : LES COUREURS DE L'EXTRÊME

Bien plus long que le marathon, il existe désormais des courses à pied qui s'étalent sur plus de vingt-quatre heures : les ultra-trails. La plus célèbre en France est l'UTMB, l'Ultra-trail du Mont-Blanc, 171 kilomètres en pleine nature, et il en existe d'autres comme le Grand Raid (surnommé la « Diagonale des Fous ») à La Réunion (165 kilomètres) ou, « plus raisonnable », la Sainté-Lyon (156 kilomètres), un aller-retour entre Saint-Étienne et Lyon...

Pendant ces courses, les coureurs doivent dormir le moins possible, pour ne pas « perdre de temps ». Mais même les plus aguerris prennent le temps de faire des micro-siestes. Le manque de sommeil risque de mener à la défaite : la fatigue peut entraîner une mauvaise prise de décisions et faire perdre le chemin.

Au bout d'un certain nombre d'heures de course, en particulier au cœur de la nuit, là où la résistance aux appels de l'horloge biologique est la plus difficile, les coureurs se plaignent même d'avoir des troubles visuels qui s'apparentent à des hallucinations.

De nombreuses études sont en cours pour utiliser ces compétiteurs de l'extrême comme cobayes pour mieux comprendre l'impact de la privation de sommeil. On ne sait pas encore si un entraînement à la privation de sommeil, par exemple comme les personnes qui travaillent de nuit, rend plus résistant au manque de sommeil ou si les petits dormeurs résistent mieux.

Un record à ne pas essayer de battre

Onze jours et vingt-cinq minutes. C'est le dernier record enregistré de la plus longue période sans sommeil, celui d'un jeune étudiant américain, Randy Gardner, en 1964. Depuis, l'équipe du Livre Guinness des records interdit de reproduire cette expérience, consciente des risques importants qu'une telle privation peut induire.

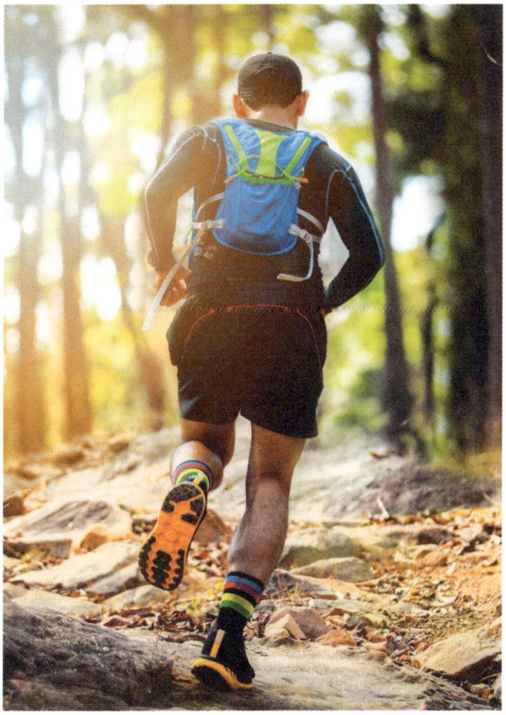

Dormeurs et insomniaques CÉLÈBRES

Dans la mythologie grecque, le dieu du sommeil Hypnos est le frère jumeau de Thanatos, le dieu de la mort. Le rapprochement entre sommeil et mort dans les différentes cultures a contribué à donner l'impression que le sommeil est du temps perdu, où l'on ne fait rien. Cette mauvaise et infondée réputation du sommeil a la vie dure.

LES INSOMNIAQUES CÉLÈBRES

Se vanter de ne pas beaucoup dormir est encore fréquent aujourd'hui, alors que l'on connaît de mieux en mieux l'intérêt d'une bonne nuit de sommeil pour être efficace, productif, imaginatif... Parmi les insomniaques célèbres, on retrouve évidemment un certain nombre d'écrivains et d'artistes qui passaient leur nuit à créer leurs œuvres. Comme Victor Hugo, Alfred de Musset, Vincent Van Gogh, Mark Twain, Franz Kafka ou Alexandre Dumas.

L'autre catégorie largement représentée chez les petits dormeurs est celle des hommes d'État. Ils sont nombreux à avoir revendiqué n'avoir besoin que de quelques

Victor Hugo

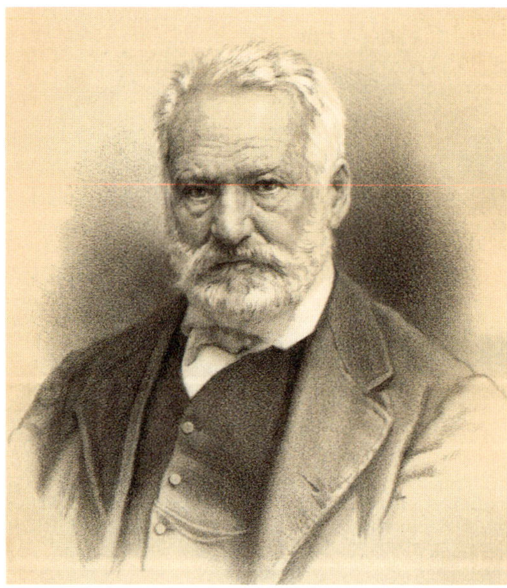

heures de repos chaque nuit : Winston Churchill, Margaret Thatcher, et même Emmanuel Macron. Ce dernier expliquait en 2017 qu'il avait toujours très peu dormi, et qu'il passait ses nuits à travailler seul dans son bureau.

Cette communication autour du chef de l'État qui ne dort jamais n'est pas nouvelle. Aux plus grandes heures de la propagande soviétique, Joseph Staline laissait une pièce du Kremlin allumée jour et nuit pour alimenter le mythe d'un leader se dévouant pour son peuple. « Moscou dort. Dans la capitale nocturne, à cette heure tardive, il n'y a que Staline qui ne dort pas », raconte le poète Sergueï Mikhalkov en 1937.

L'un des plus célèbres insomniaques français, Napoléon, ne dormait que quatre heures par nuit. Certains médecins ont même supposé que ce dernier était atteint d'apnée du sommeil, et que si sa pathologie avait pu être prise en charge à l'époque, l'histoire de l'Europe aurait été différente !

Pour compenser, tous ont usé et abusé de la sieste éclair, leur permettant de recharger les batteries au cours de la journée. Des chercheurs britanniques ont voulu vérifier le temps de repos moyen de vingt et un grands dirigeants (leaders politiques et chefs d'entreprise). Conclusion : une moyenne de six heures et trente-six minutes, soit une vingtaine de minutes de moins seulement que la moyenne des Français. Contrairement à la légende, les grands de ce monde dorment donc autant que le commun des mortels. Enfin, celui grâce à qui nos nuits sont plus agitées, l'inventeur de l'ampoule électrique, Thomas Edison, était couché à 23 heures et levé à 4 heures.

LES DÉFENSEURS DU SOMMEIL

Rassurez-vous, ce n'est pas la peine de se priver de sommeil pour réussir sa vie. L'un des plus grands génies du XXe siècle, Albert Einstein, était réputé pour aimer dormir dix heures par nuit, et même pour faire une petite sieste !

Parmi les personnalités plus contemporaines, on retrouve Roger Federer, le champion de tennis, ou bien Jeff Bezos, le créateur d'Amazon. Ce dernier raconte qu'il s'astreint à dormir huit heures par nuit, qu'il ne prend jamais de décision importante après le déjeuner, quitte à la remettre au lendemain : « Si vous empiétez sur votre sommeil, vous aurez peut-être l'impression de bénéficier de quelques heures supplémentaires où vous vous sentirez productif, mais ce ne sera qu'une illusion. Lorsqu'il s'agit de prendre des décisions et d'interagir, la qualité est à prioriser, au détriment de la quantité. » Bill Clinton, habitué des nuits sans sommeil, avouait d'ailleurs : « Toutes les erreurs importantes que j'ai commises dans ma vie sont dues à la fatigue. »

Alors dormons !

Qu'est-ce que L'INSOMNIE ?

Difficultés à s'endormir ou à se rendormir, réveils nocturnes ou trop précoces, sensation de sommeil non récupérateur...

IL N'EXISTE PAS UNE MAIS DES INSOMNIES

L'insomnie est heureusement souvent passagère bien qu'elle soit le trouble du sommeil le plus courant. Souvent liée à un évènement difficile, une période de stress ou d'anxiété, elle est la conséquence de difficultés personnelles ou professionnelles.

Mais l'insomnie peut s'installer dans le temps, on parle alors « d'insomnie chronique » : quand les troubles du sommeil se produisent plus de trois fois par semaine, et que cette période dépasse trois mois. Dans ce cas, ils doivent conduire à une consultation chez son médecin généraliste car ils peuvent influer sur la qualité de vie et sur la santé générale du patient.

L'insomnie est une pathologie complexe qui associe deux composantes – psychologique et neurobiologique – difficiles à dissocier. Chez l'insomniaque, l'horloge biologique peut être déréglée, ce qui perturbe la production des messagers de l'éveil et du sommeil. Dans certains cas, on observe une baisse de production de la mélatonine et dans d'autres cas, c'est plutôt l'hormone de l'éveil, l'histamine, qui reste trop présente. L'endormissement devient alors difficile et les réveils nocturnes sont fréquents.

HÉRÉDITAIRE ?

On sait qu'il y a des familles d'insomniaques. Il existe probablement aussi des gènes à risque d'insomnie. Une personne a alors un peu plus de chance que les autres d'être insomniaque mais ce n'est pas une fatalité : tout dépend de ce qu'elle va en faire, de ses habitudes de sommeil, de son hygiène de vie.

Récit de la nuit blanche **D'UNE INSOMNIAQUE**

L'insomnie vue de l'intérieur.

HÉLOÏSE, 44 ANS, CADRE DANS UNE GRANDE ENTREPRISE

« Tout a commencé quand j'avais 20 ans. J'étais alors étudiante, je venais d'arriver à Toulouse et je ne connaissais pas grand monde, j'avais peu d'amis, j'étais loin de ma famille. Je me sentais seule et un peu perdue.

Une autre raison peut-être qui pourrait expliquer le début de mes insomnies : c'est à cette époque-là que j'ai arrêté de nager tous les jours. Je pratiquais la natation depuis mes 10 ans, je nageais quotidiennement, sans compter les compétitions du week-end. Mais c'était devenu impossible à concilier avec mes études.

J'ai commencé à faire des nuits blanches complètes, à ne dormir qu'une heure, à arriver épuisée à mes examens, presque en titubant, je maigrissais... Je me dis aujourd'hui que ce devait être les symptômes d'une dépression.

Autour de moi, on ne prenait pas la situation au sérieux, on me disait : « Prends sur toi ! » Le médecin de mes parents m'avait même conseillé de prendre des tisanes, ce qui, évidemment, n'a jamais marché.

Les insomnies, c'est de famille ! Mon père, ma mère, mes sœurs... On est tous de petits dormeurs. Il n'y a que mon frère qui échappe à la règle. J'ai toujours entendu, le matin, mes parents dire qu'ils avaient passé une mauvaise nuit, parler des somnifères qu'ils avaient dû prendre pour se rendormir.

Dans notre maison de famille, il arrive que nous nous retrouvions avec mes sœurs dans la cuisine, au milieu de la nuit, autour d'une tasse fumante. Ce sont des heures assez particulières, parce que tout le monde dort, les enfants et les maris, et qu'on a du temps devant nous... Mais le lendemain est difficile.

Quand je me suis sentie mieux dans ma tête, mes insomnies sont devenues plus légères, mais depuis, j'ai toujours au moins une insomnie par semaine. Et dès que j'ai des soucis, surtout professionnels, je passe à nouveau des heures à gamberger en fixant le plafond. En général, je me réveille vers 4 heures, et je me rendors difficilement. Même en vacances, alors que je n'ai aucun souci, il m'arrive de ne pas fermer l'œil... Mais cela me dérange moins, car je peux dormir plus tard le lendemain matin.

En plus de la fatigue, il y a un problème récurrent quand on est insomniaque : le regard des autres. Aujourd'hui j'assume de mieux en mieux, mais pendant des années je me cachais pour faire la sieste. Auparavant, quand je quittais un dîner ou une soirée entre amis plus tôt que prévu, je passais pour un bonnet de nuit. Aujourd'hui, je n'hésite plus à dire la vérité : je fais des insomnies, je suis fatiguée, je dois rentrer me coucher.

Après des années d'insomnies, j'ai trouvé des « trucs » qui m'aident et qui marchent. Pas de somnifères, quand j'en prends, je me réveille dans le brouillard et je trouve que cela me rend agressive.

Si je n'arrive pas à me rendormir, je me lève, je mange quelque chose de sucré, je prends un verre de jus d'orange, et si je suis seule dans mon lit, je bouquine. Je fais aussi des petits exercices de respiration, comme dans mes cours de yoga, je me concentre sur l'air que j'inspire et que j'expire. Je contracte et détends tous mes muscles, un par un, des orteils à la nuque.

Quand j'ai un blocage sur un problème au travail, j'essaie de lâcher prise et de me répéter que ce n'est pas si grave, que la nuit aggrave tout, et que le lendemain, j'aurai plus de recul. Je note les pensées qui me trottent dans la tête pour me délester, je fais des listes pour ne pas m'accrocher à ces pensées, et pouvoir me détendre et me rendormir.

J'avais un peu honte de ne pas dormir, je voyais cela comme une faiblesse, c'était un peu mon secret. Je me disais que j'avais quelque chose qui n'allait pas. Avant je m'énervais de ne pas me rendormir, désormais j'ai accepté de vivre avec et je dors mieux.

Pour lutter contre ma fatigue permanente, je suis allée voir une naturopathe qui m'a prescrit un traitement à base de compléments alimentaires et des séances de réflexologie plantaire. Finalement, cet été, c'était la première fois que je n'arrivais pas complètement épuisée en vacances.

Je ne dors jamais comme un loir jusqu'à 11 heures du matin, je n'arrive pas à faire des grasses matinées. Alors j'ai adapté mes sorties : un soir en semaine et un soir le week-end, pour ne pas accumuler de dettes de sommeil.

Les nuits où je dors le mieux sont celles qui suivent une journée passée au bord de la mer, à nager, surfer, profiter à fond des vagues... Ou alors après avoir regardé une comédie romantique ou un film *feel good*, là, je suis sûre que je vais dormir comme un bébé. »

AGIR

Notre chambre à coucher : CRÉONS NOTRE TEMPLE DU SOMMEIL

Pour bien dormir,

il faut tout d'abord prendre soin de sa chambre à coucher.

Cette pièce doit être consacrée à une seule activité, dormir,

et se tenir loin du tumulte et des stimuli de la vie quotidienne.

Entrons dans le temple du sommeil !

Comme on fait son lit, **ON SE COUCHE**

Pour bien dormir, il vous faut peut-être tout d'abord revoir l'installation de votre chambre à coucher. Cette pièce ne doit avoir qu'une seule fonction : être votre abri loin des lumières de la vie moderne, pour vous accueillir dès les premiers signes de fatigue.

LA TEMPÉRATURE DE LA PIÈCE

L'une des conditions nécessaires à un endormissement rapide et profond est d'avoir une bonne température dans la pièce où vous dormez. L'idéal se situe entre 18 et 20 °C. Or, l'hiver, près de la moitié des Français dormiraient dans une chambre à 21 °C.

Cette nécessité de fraîcheur est requise par notre cerveau qui a besoin de se refroidir pour perdre près d'un degré et déclencher tous les processus de l'endormissement. Une température extérieure trop élevée perturbe ce processus.

LES DRAPS

Pour vos draps, préférez bien sûr des matières naturelles comme le lin ou le coton, cela vous évitera de transpirer dans des matières synthétiques. Il est conseillé de les laver une fois par semaine, ou au minimum tous les quinze jours. Rappelez-vous que vous y passez huit heures par nuit, et que s'y accumulent poussières, salive, restes de maquillage ou de crème... et de la transpiration ! Nous perdons entre 0,5 et 1 litre de sueur par nuit environ.

Évidemment tout dépend de ce que vous faites dans votre lit. Si vous dormez seul en pyjama, vous pourrez laver vos draps un peu moins souvent que si vous dormez tout nus en couple.

Au fil des nuits, si le linge de lit n'est pas changé assez régulièrement, toutes les matières organiques accumulées servent à nourrir les bactéries présentes entre les draps, qui vont alors en profiter pour se multiplier, et créer de mauvaises odeurs. Au contraire, un environnement propre et sec, grâce au lavage, ne donne pas prise à la prolifération d'un « écosystème » dans vos draps, peuplés d'acariens et de germes en tout genre.

LE MATELAS ET LES OREILLERS

Plus le matelas est large, mieux les personnes dorment, et sa longueur a aussi une importance : on considère qu'il doit mesurer environ 15 centimètres de plus que la taille de la personne qu'il accueille.

Quant aux couettes et aux oreillers, ils doivent être lavés en moyenne deux fois par an. Vous pouvez aussi prendre l'habitude de retourner votre matelas régulièrement, au moins deux fois par an.

S'il est conseillé de changer de literie tous les dix ans, fini le diktat des matelas très fermes. Désormais, les kinésithérapeutes et les ostéopathes conseillent plutôt un matelas avec un accueil assez souple et mou pour que le corps puisse se reposer dessus. Si le corps ne repose que sur les épaules, le crâne, les pieds et les fessiers, cela n'est pas bon. En revanche, la couche centrale du matelas doit être relativement ferme pour permettre un maintien du dos et des courbures au cours de la nuit.

AUTOUR DU LIT ET... EN DESSOUS !

Prenez aussi l'habitude d'aérer votre chambre tous les jours, pendant un quart d'heure minimum, de préférence le matin, pour évacuer le dioxyde de carbone amoncelé que vous avez expiré pendant votre sommeil.

Et bien sûr passez l'aspirateur et dépoussiérez régulièrement votre chambre et votre matelas. N'oubliez pas de le faire en dessous du lit, là où bien souvent on croise de nombreux moutons...

Le petit conseil en plus

Si vous êtes allergique aux pollens, lavez-vous les cheveux le soir avant de vous coucher, cela vous évitera de déposer sur votre oreiller ce que vous aurez accumulé pendant la journée dans vos cheveux, et d'être réveillé par une crise allergique.

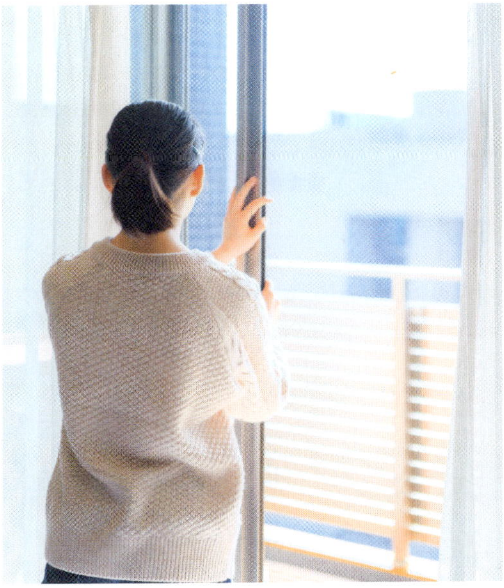

Et je coupe **LE SON...**

Le bruit est le premier facteur de perturbation de notre sommeil.

LES NUISANCES SONORES, SOURCE DE STRESS

En France, une personne sur deux se dit gênée par le bruit au moment de s'endormir et pour deux tiers des personnes interrogées, il est aussi un facteur de réveil au cours de la nuit.

D'après une enquête du Centre d'information et de documentation sur le bruit, un quart des personnes interrogées y voient une source de stress, de fatigue et de tensions nerveuses, 10 % prennent des médicaments et 7 % sont même devenues dépressives à cause de nuisances sonores. Enfin, 15 % songeraient même à déménager pour y remédier.

LES VOISINS ET LA VILLE

Plusieurs facteurs peuvent entraîner des nuisances sonores. Les bâtiments construits avant 1970 ne respectent pas de réglementation acoustique, puisque la loi n'existait pas encore. De plus, en appartement, tout dépend de ses voisins et du respect des autres habitants de l'immeuble. Sachez que la réglementation contre le tapage nocturne s'applique entre 22 heures et 7 heures, et que vous pouvez le rappeler cordialement à vos voisins si besoin. Vous pouvez aussi leur conseiller de mettre des patins en feutre sous les pieds des meubles s'ils ont du parquet ou du carrelage, d'éloigner les enceintes des murs et du sol, et de les poser sur des matériaux qui absorbent le bruit comme des supports en caoutchouc.

Dans la très grande majorité des cas, il s'agit surtout des bruits venant de l'extérieur : les transports essentiellement, et les voitures en tête, tout particulièrement si vous vivez en ville. Évitez donc, si vous le pouvez, d'installer votre chambre sur la rue, et si vous n'avez pas le choix, optez pour des fenêtres à double ou même à triple vitrage.

Éteindre la lumière... **ET SURTOUT CELLE DE NOS ÉCRANS**

Avant l'électricité, la plupart des hommes et des femmes se couchaient et se levaient avec le soleil. Depuis l'apparition de la lumière électrique, les humains sont désynchronisés par rapport au soleil, et de plus en plus de sources lumineuses empêchent notre organisme de se mettre en situation de dormir.

TOUTE SORTE DE LUMIÈRES

Si la lumière électrique est bien sûr la première source de lumière artificielle, la télévision a longtemps occupé la deuxième place du podium comme source lumineuse dans nos foyers. Désormais, il s'agit de tous les écrans, que l'on emporte partout, et souvent même jusque dans notre lit : smartphone, tablette, ordinateur portable...

LUMIÈRE DOUCE

Pour que le message « il est l'heure de dormir » soit bien compris par notre organisme, il lui faut assister à une baisse de la luminosité, reproduisant le coucher du soleil. Une heure avant d'aller vous coucher, n'hésitez donc pas à tamiser la lumière et évitez les lumières trop blanches et trop crues.

Pour ne pas être gêné pendant votre sommeil, fermez vos volets, ou posez des rideaux occultant bien la lumière pour vous soustraire à l'éclairage public. L'Institut national du sommeil a estimé qu'un Français sur quatre était poursuivi par la lumière de l'éclairage extérieur jusque dans sa chambre.

Enfin, évitez au maximum les lumières parasites, comme les diodes clignotantes, témoins des appareils électriques et électroniques en veille... Éteignez vos appareils, vous ferez en outre des économies d'électricité !

LA LUMIÈRE BLEUE DES ÉCRANS

Un tiers des Français utilisent un écran (ordinateur, tablette, smartphone) dans leur lit, et ce chiffre ne fait qu'augmenter. La lumière bleue des écrans donne l'impression au cerveau que le soleil est encore levé, que la journée n'est pas finie. Elle représente la partie du spectre lumineux où les longueurs d'onde sont les plus petites et les plus intenses et ont donc le plus d'impact sur les neurotransmetteurs responsables du déclenchement du sommeil.

La lumière bleue retarde notamment la sécrétion de l'hormone du sommeil, la mélatonine, et de ce fait l'endormissement. Regarder les écrans le soir avant le coucher peut donc affecter la durée totale de notre sommeil et nuire à notre santé.

De plus, la réception de notifications sur notre téléphone entraîne une stimulation intellectuelle qui peut « relancer » la production de dopamine, une hormone stimulante, et bloquer celle de la mélatonine.

Le processus d'endormissement est encore plus perturbé si nous regardons des contenus violents. Cela excite nos glandes surrénales et déclenche la production de cortisol, l'hormone du stress, qui maintient notre corps en éveil. Le repos est de moins bonne qualité puisque nous restons sur le qui-vive.

Les lunettes anti-lumière bleue

Votre opticien vous a peut-être déjà proposé, lors du renouvellement de vos lunettes, l'option « anti-lumière bleue » sur vos futurs verres. Cette nouveauté est plutôt à éviter, sauf si vous portez ces nouvelles lunettes exclusivement le soir. En effet, dans la journée, votre corps a besoin des rayons du soleil pour avoir la conscience du jour et être éveillé. Si vous portez des lunettes « anti-lumière bleue » toute la journée, vous risquez de perturber votre horloge biologique.

ATTENTION AUX ENFANTS

L'effet des écrans est plus important chez les enfants, car leur cerveau est en cours de maturation, et leurs yeux sont plus sensibles à la lumière bleue.

Les temps d'écran chez les enfants et les adolescents ont très fortement augmenté depuis la création des smartphones et des tablettes. La plupart d'entre eux passent plus de temps devant un écran qu'à l'école ! Ainsi, en moyenne, un enfant passe 864 heures à l'école par an tandis qu'il reste devant les écrans 1 000 heures s'il est en maternelle, 1 700 heures quand il a l'âge d'être à l'école primaire et 2 400 heures quand il est au lycée. Ces chiffres ont doublé en dix ans. Quant à nous, les adultes, nous y restons plus de cinq heures par jour en moyenne, ce qui n'arrange pas notre horloge circadienne et notre production de mélatonine.

Pour limiter le temps de connexion des enfants sur leur téléphone portable, vous pouvez utiliser des applications comme Screen Time, Parental Filter, ESET, KiddyWeb, Cybersitter...

Un temps d'écran trop élevé a d'autres conséquences qu'un mauvais sommeil. Sur un écran, on utilise en moyenne 150 mots par heure, contre 1 500 mots par heure le reste du temps d'éveil, soit 10 fois plus. Cela laisse en effet du temps libre pour lire, discuter, écouter la radio, jouer...

Enfin, l'excès de temps passé devant les écrans entraîne aussi des risques de surpoids et des troubles de l'attention.

Conseils pour tous les membres de la famille

* Éteindre tous les écrans au moins une heure, dans l'idéal deux heures, avant d'aller se coucher.

* Utiliser un filtre de lumière bleue sur son téléphone.

* Ne pas laisser son smartphone sur sa table de nuit, pour éviter les tentations. Et le remplacer par un « vrai » réveil à l'ancienne.

* Ne pas rallumer son smartphone en cas de réveil nocturne, mais se tourner plutôt vers un livre dont le papier ne produit évidemment pas de lumière.

* Ne pas mettre d'écrans dans sa chambre.

Calendrier hebdomadaire du temps d'écran

	Matin	Repas de midi	Après-midi	Repas du soir	Après le repas	
Lundi						
Mardi						
Mercredi						
Jeudi						
Vendredi						
Samedi						
Dimanche						
					Total	

Demandez à votre enfant de remplir ce tableau, sans mentir.
La somme de ses heures cumulées passées devant un écran peut lui faire prendre conscience de ses excès.
Rien n'empêche les parents de faire de même... Cela pourra vous motiver à troquer le soir votre tablette contre un bon livre !

LE KAMA-SUTRA
des positions pour bien dormir !

Garder une mauvaise position pendant plusieurs heures peut engendrer un torticolis, un bras engourdi ou une apnée du sommeil. Sur le dos, sur le ventre, ou bien sur le côté ou en fœtus, quelle est la meilleure position pour dormir ?

TOUR D'HORIZON

Selon une étude britannique, près de la moitié des dormeurs adoptent la position fœtale pour dormir, un tiers d'entre nous préfèrent dormir sur le côté, 13 % sur le dos et enfin 7 % sur le ventre. Voici les avantages et inconvénients de chacune de ces positions.

DORMIR SUR LE DOS

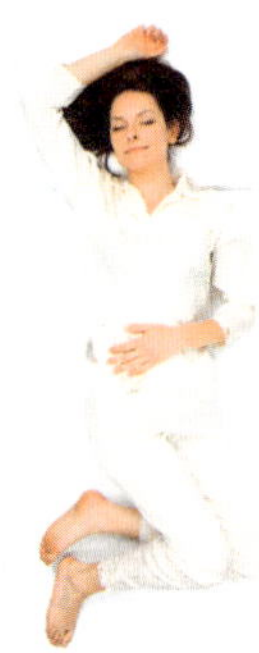

C'est la position neutre, vous êtes bien calé, la tête au milieu de l'oreiller, les bras allongés le long du corps, et qui respecte les trois courbures de votre colonne vertébrale : cervicale, dorsale et lombaire. C'est aussi malheureusement la position idéale pour bien ronfler ; elle est donc déconseillée aux personnes sujettes aux ronflements et à l'apnée du sommeil, car elle entraîne un relâchement des muscles vers le fond de la gorge.

DORMIR SUR LE VENTRE

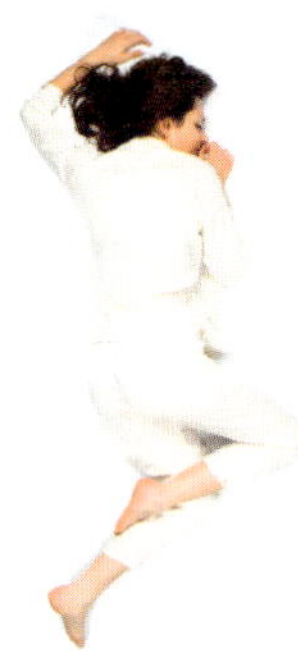

C'est la position la moins physiologique car elle engendre des tensions dans les cervicales, creuse le dos, empêche une bonne respiration et une bonne digestion. Si cela reste votre position favorite, optez pour un oreiller plat ou en noyaux de cerise, qui s'adaptera parfaitement à votre corps.

DORMIR SUR LE CÔTÉ

Quand on dort sur le côté, en chien de fusil, les vertèbres du cou ne sont pas alignées avec celles du reste de la colonne vertébrale, ce qui peut engendrer des problèmes de dos. Il est donc conseillé de choisir un oreiller suffisamment épais pour soulager la pression sur les épaules et de lever un genou pour alléger les tensions dans les hanches.

Dormir sur le côté gauche permet de mieux digérer : estomac, pancréas et rate peuvent alors travailler librement.

EN POSITION FŒTALE : LE SOMMEIL ORIGINEL

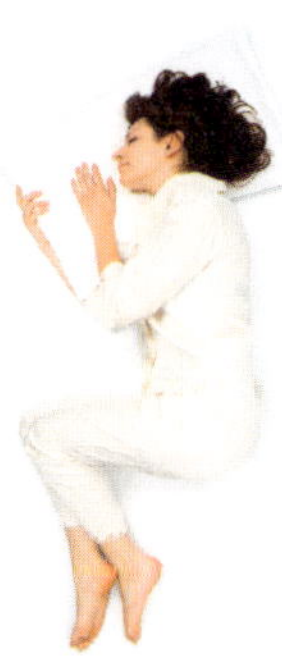

Cette position est adoptée par une majorité de gens, c'est la plus relaxante car elle permet aux muscles de se détendre naturellement. Bras et jambes en flexion, muscles relâchés, de l'espace pour le mouvement de votre diaphragme, elle évite le petit creux au niveau des lombaires, avec un dos arrondi.

Elle soulagerait les reflux gastro-œsophagiens et les brûlures d'estomac.

ENCEINTE

Difficile de trouver la bonne position quand on est enceinte. Dormir sur le côté gauche favorise une bonne circulation sanguine. Vous pouvez aussi rajouter un coussin sous votre matelas pour surélever vos jambes et utiliser votre coussin d'allaitement pour vous caler plus confortablement.

Les nuits de pleine lune

Dort-on moins bien les soirs de pleine lune ? La plupart du temps, les études scientifiques contredisent les effets supposés de la pleine lune (cheveux qui poussent plus vite, catastrophes naturelles, accouchements...). Mais cette fois-ci, un lien a été établi par une équipe de chercheurs de l'université de Washington. Dans les trois à cinq jours qui précèdent la pleine lune, les personnes observées se sont endormies en moyenne plus tard d'environ trente minutes. Ce serait à cause de la luminosité plus importante de ces nuits particulières, où l'on a l'impression de voir comme en plein jour. Mais la lune n'a pas encore dévoilé tous ses secrets...

AGIR

Bien éveillé en journée POUR PASSER UNE BONNE NUIT

Pour s'endormir facilement et passer de bonnes nuits,
il faut d'abord passer une bonne journée.
Profiter de la lumière du soleil, bouger, marcher et, dans l'idéal,
avoir mis de côté ses soucis avant d'aller se coucher.

Pour bien dormir, **IL FAUT D'ABORD SE DÉPENSER**

La qualité de votre sommeil dépend en grande partie de vos activités physiques. Malheureusement, un tiers de la population française ne bouge pas assez, en faisant moins d'une heure de sport par semaine !

LUMIÈRE ET ACTIVITÉ PHYSIQUE

Les deux éléments clés pour une bonne nuit sont l'exposition à la lumière (de préférence la lumière solaire, pour bien synchroniser votre horloge biologique) et l'activité physique, pour évacuer les tensions et emmagasiner ce que l'on surnomme « la bonne fatigue » : la fatigue physique.

Si vous avez du mal à dormir, il faut éviter les sports trop intenses en fin de journée, au moins trois heures avant de vous coucher, car pour dormir, nous avons besoin d'abaisser notre température corporelle. En revanche, le matin, n'hésitez pas à aller prendre l'air, et selon votre niveau, marcher, faire des étirements, ou bien faire du vélo, courir... et profiter ainsi pleinement de la lumière du jour.

Le sport est le meilleur antidépresseur qui soit, il est d'ailleurs de plus en plus prescrit par les médecins en traitement de fond pour éviter les rechutes. Quand on est moins déprimé et moins anxieux, évidemment, on dort beaucoup mieux ! Le sport libère en effet des endorphines, ces hormones naturelles qui sont de véritables antidépresseurs naturels. De plus, quand on fait du sport, on améliore l'estime de soi, on est fier d'avoir bougé, d'avoir pris du temps pour soi, et rien de mieux pour bien dormir que d'être de bonne humeur en se couchant.

Plusieurs études ont démontré que le sport améliore la profondeur du sommeil, sa durée et sa qualité.

Astuce de sportif

Si vous ne pouvez pas faire autrement que de pratiquer votre sport le soir, il existe une petite astuce. Mais il ne faut pas être trop frileux… Après l'effort, optez pour une douche fraîche. Votre température corporelle s'abaissera et vous pourrez alors vous glisser sans souci entre vos draps. La douche fraîche a de plus l'avantage de permettre une meilleure récupération musculaire.

UN SPORTIF DOIT BIEN DORMIR

Si l'activité physique améliore le sommeil, le sommeil améliore aussi les capacités sportives. Le sportif ne doit d'ailleurs pas oublier de prendre le temps de bien dormir, pour bien récupérer. Le manque de sommeil chez un sportif peut se traduire par des mouvements ralentis, une perte de réflexes, et donc augmente le risque de se blesser.

DOIT-ON FAIRE DU SPORT QUAND ON SE SENT FATIGUÉ ?

Parfois, la paresse nous submerge… La météo n'est pas au rendez-vous, le canapé nous tend les bras, et nous nous sentons tellement fatigués : faire du sport ne risque-t-il pas de nous fatiguer encore plus ?

Bien au contraire en réalité ! Le sport redonne de l'énergie pendant la journée tout en procurant une bonne fatigue physique le soir. Mais bien sûr, adaptez votre pratique à votre forme du jour.

QUELQUES SPORTS CONSEILLÉS POUR BIEN DORMIR

Certains sports sont particulièrement recommandés pour favoriser un sommeil de qualité. La marche nordique allie ainsi le cardio à la balade en plein jour, tout comme la course à pied et le cyclisme. En fin de journée, une séance de yoga, de Pilates ou tout simplement des étirements ne peuvent être que bénéfiques.

Le sexe avant de dormir ?

Mais alors, si on doit éviter les sports intensifs le soir avant de dormir, peut-on quand même faire l'amour ? Aucun problème ! Le « sport en chambre » a l'avantage de libérer les énergies, ce qui entraîne une décharge d'adrénaline et d'endorphines. L'orgasme est suivi d'une redescente d'énergie : l'idéal pour rejoindre en couple les bras de Morphée.

FAIRE LA SIESTE : bonne ou mauvaise idée ?

Au bureau, dans sa voiture, sous un arbre... ou encore mieux, dans son lit : faire la sieste est une bonne manière de récupérer du manque de sommeil. Si elle nous évoque les vacances, elle devrait pourtant être quotidienne, car ses bienfaits ne sont plus à démontrer.

UNE BAISSE DE VIGILANCE

La sieste tient son nom par ellipse du latin « *hora sexta* », la sixième heure du jour. Entre midi et 15 heures, nous connaissons tous une petite baisse de régime, souvent juste après le déjeuner. Rien à voir avec la digestion, cette baisse de vigilance est due à une diminution de notre température corporelle, le petit creux du début d'après-midi de notre rythme circadien.

La sieste a eu longtemps mauvaise réputation, ses adeptes étaient considérés comme des fainéants. Mais depuis quelques années, elle a trouvé de nombreux partisans, des bars à siestes s'ouvrent dans les grandes villes et certaines grandes entreprises aménagent même un espace sieste pour leurs salariés.

LES BÉNÉFICES DE LA SIESTE

L'avantage de la sieste est de recharger les batteries dans un laps de temps assez court, et de retrouver ainsi de l'énergie et de la productivité pour attaquer la deuxième partie de la journée. Si nous sommes en déficit de sommeil, elle permet de restaurer une bonne vigilance.

Autre avantage pour notre santé, le risque de maladies cardiovasculaires est réduit de moitié quand nous faisons une à deux siestes par semaine.

COMMENT FAIRE LA SIESTE ?

Il faut privilégier les siestes courtes, entre vingt et trente minutes, pas trop tard dans la journée, avant 15 heures, pour ne pas empiéter sur la nuit suivante. Si nous dormons plus de trente minutes, nous rentrons dans une phase de sommeil profond. Nous avons alors du mal à nous réveiller, c'est ce qu'on appelle l'« inertie de sommeil ». De plus, une sieste trop longue diminue la pression de sommeil. Le soir venu, notre propension à nous endormir rapidement est diminuée car la pression de sommeil n'est plus suffisante. C'est le cas également si nous faisons une courte sieste mais trop tard dans l'après-midi ou dans la soirée. Dans ces deux cas, le bénéfice de la sieste est perdu car la nuit suivante sera raccourcie.

ET LA GRASSE MATINÉE ?

Rattraper le dimanche matin le sommeil en retard n'est pas toujours un bon calcul. D'abord parce que les heures de sommeil en plus, celles après 8 heures du matin, ne seront pas forcément de bonne qualité. Votre horloge biologique ne peut pas absorber plus de deux heures de décalage entre votre heure de lever de la semaine et celle du week-end. De plus, un lever trop tardif le dimanche peut retarder votre heure de coucher le dimanche soir : se lever à 7 heures le lundi matin sera alors difficile et il vous faudra deux ou trois jours pour vous remettre dans le rythme de la semaine...

QUE FAIRE APRÈS UNE NUIT BLANCHE ?

Si l'on a pu tout de même aller dormir au petit matin, il est préférable ensuite de ne pas se lever après 11 heures et de faire une courte sieste en début d'après-midi, pour ne pas trop décaler l'heure du coucher du soir suivant. Cette méthode est aussi à utiliser en cas de décalage horaire.

La sieste flash

Bien connue des pilotes d'avion et des navigateurs, la sieste flash est à la portée de tous. Elle dure entre deux et cinq minutes.

Si vous le pouvez, fermez les stores, éteignez la lumière, coupez votre téléphone.

Vous pouvez rester assis, jambes et bras décroisés. Concentrez-vous sur votre respiration, fermez les yeux, inspirez et expirez lentement cinq à dix fois. Laissez venir les bâillements. Vous pouvez soit programmer votre réveil sur votre téléphone, soit tenir un trousseau de clés (ce serait la technique de Salvador Dalí). Quand vous êtes proche du sommeil, vos muscles se relâchent, vous lâchez les clés, et hop ! le bruit vous réveille.

LE CALENDRIER
du sommeil

Visualisez vos habitudes et comprenez votre sommeil !

* Pour connaître vos besoins naturels en sommeil, notez vos habitudes en vacances puis essayez de maintenir ces horaires.

* Si vous souffrez de troubles du sommeil, ce tableau aidera votre médecin généraliste à évaluer votre sommeil.

DATE	HEURES																									Appréciation : TB, B, Moy., M, TM		
Nuit du ... au ...	20	21	22	23	24	1	2	3	4	5	6	7	8	9	10	11	12	13	14	15	16	17	18	19	20	Qualité du sommeil	Qualité du réveil	Forme de la journée
EXEMPLE			↓										↑				S	S								M	TM	Moy.

LÉGENDE

- ↓ Heure de coucher
- ↑ Heure du lever
- Sommeil ou sieste
- Long réveil
- R R R Demi-sommeil
- S Somnolence dans la journée
- ↓ Heure de coucher avec traitement

SOURCE : RÉSEAU MORPHÉE

L'avenir appartient-il vraiment **À CEUX QUI SE LÈVENT TÔT ?**

En 2012, l'Américain Hal Erold a sorti un livre intitulé The Miracle Morning, *devenu rapidement un best-seller international.*

LE « MIRACLE DU MATIN »

Dans cet ouvrage, l'auteur nous promet de révolutionner notre vie. Sa méthode : se lever à 5 h 30 et profiter de ces heures de tranquillité, avant le réveil de tous les membres du foyer, pour faire tout ce que l'on n'a pas le temps de faire plus tard dans la journée : sport, qu'il s'agisse d'un footing d'une heure ou de quelques minutes de yoga, lecture, méditation, écriture, visualisation positive. Cela permettrait ainsi de « devenir la personne que vous rêvez d'être », sur le plan personnel comme professionnel.

Il souligne qu'il ne faut pas utiliser la fonction « snooze » du réveil. Repousser le lever de dix minutes ne ferait qu'entretenir la fatigue, sans apporter de repos supplémentaire.

DEMAIN, DÈS L'AUBE...

D'autres partisans du réveil précoce, comme le sociologue Rémy Oudghiri, revendiquent d'utiliser ce temps libre pour faire des choses « inutiles » et de ne pas être dans la productivité. Dans son livre *Habiter l'aube*, il décrit ses précoces matinées comme des moments d'abandon, d'émerveillement, loin de la course à la réussite sociale.

UNE BONNE IDÉE ?

Les journées paraissent toujours trop courtes, alors pourquoi ne pas les rallonger en se levant plus tôt pour se consacrer à soi ? Le problème, c'est que cette méthode réduit considérablement votre temps de sommeil, sauf si vous décidez aussi de vous coucher tôt... Attention donc à ne pas vous retrouver épuisé en quelques semaines.

AGIR

Alimentation ET SOMMEIL

La relation entre ce que nous mangeons et la qualité de notre sommeil est complexe. En effet, certains aliments, consommés au bon moment de la journée, peuvent nous aider à sécréter les bonnes hormones… et à nous endormir le soir. Alors qu'au contraire, certains repas nous assurent des réveils nocturnes et de l'inconfort. Demandez le menu !

Les aliments QUI NOUS EMPÊCHENT DE DORMIR

Tout d'abord, faisons le point sur les aliments qui peuvent perturber notre sommeil. Il y a beaucoup d'idées reçues sur le sujet...

DOIT-ON SE MÉFIER DE LA VITAMINE C ?

Pas du tout ! La vitamine C a de nombreux effets bénéfiques sur notre santé : elle favorise le développement des tissus de la peau, des ligaments et des os, nous aide à renforcer nos défenses immunitaires et contribue à l'absorption du fer. Mais elle ne nous empêche pas de dormir. Cette croyance provient des slogans que l'on peut lire sur certains compléments alimentaires contenant de la vitamine C, qui déconseillent une consommation en fin de journée.

Si la vitamine C participe à la synthèse de la dopamine, une hormone utile pour aider l'organisme à s'éveiller, elle n'a pas la capacité de venir troubler notre sommeil. Vous pouvez donc sans crainte déguster une bonne orange en fin de journée !

LES ALIMENTS GRAS

Pendant la journée, la consommation d'aliments gras favorise la somnolence, d'où l'envie de sieste après un déjeuner un peu trop riche. Mais consommés le soir, ils sont difficiles à digérer et entraînent une fragmentation du sommeil.

LES SODAS ET BOISSONS ÉNERGISANTES

La plus célèbre d'entre elles, initialement à base de noix de cola, contient environ l'équivalent en caféine d'un demi-expresso dans un verre de 25 centilitres. Ce n'est pas le cas des boissons dites « énergisantes » dont la teneur peut aller de 50 à 500 milligrammes de caféine dans une seule boisson !

QUELLE EST LA DIFFÉRENCE ENTRE THÉINE ET CAFÉINE ?

C'est exactement la même chose, la même molécule chimique stimulant le système nerveux et cardiovasculaire. Mais son assimilation par notre corps est différente : la caféine du café est biodisponible, elle passe donc très rapidement dans le sang. Alors que dans le thé, elle a une libération plus progressive, ce qui rend l'effet stimulant plus doux. De plus, le thé contient des tanins qui retardent l'effet de la caféine, et des molécules aux effets relaxants, qui contrebalancent l'effet excitant.

THÉ NOIR, THÉ VERT OU THÉ BLANC ?

Quelle que soit leur couleur, ce sont les thés produits à partir de bourgeons qui sont les plus chargés en caféine. Les variétés à base de feuilles sont toujours moins fortes. Moins le thé est fermenté, plus il est vert, plus il est stimulant. Le thé vert est donc le plus gênant pour l'endormissement, mais parfait pour remplacer le café au petit-déjeuner. Le lapsang souchong, aux saveurs fumées, ne contient aucune caféine, tout comme le rooibos, plante originaire d'Afrique qui n'appartient cependant pas à la famille des thés.

OÙ SE CACHE LA CAFÉINE ?

Certains médicaments antimigraineux, antidouleur ou contre les nausées en contiennent aussi. N'hésitez pas à demander conseil à votre pharmacien.

Quelle quantité de caféine dans ces boissons et aliments ?

* Un café décaféiné : 3 à 14 mg
* Un carré de chocolat au lait : 6 mg
* Un chocolat chaud : 8 mg
* Une tasse de thé vert : 30 mg
* Une cannette de cola : 40 à 60 mg
* Une tasse de thé noir : 43 mg
* Un carré de chocolat noir : 60 mg
* Une boisson énergisante : 80 mg
* Un expresso (3 à 5 cl) : 80-100 mg
* Une tasse de café filtre (20 cl) : 135-150 mg

Et la nicotine ?

La nicotine est un stimulant qui empêche de bien dormir. Elle retarde l'endormissement, augmente la fréquence des réveils nocturnes, et rend votre sommeil plus léger, moins réparateur. Le tabagisme augmente aussi les ronflements et les apnées du sommeil.

Focus :

VOUS PRENDREZ BIEN UNE PETITE TASSE DE CAFÉ ?

C'est la boisson la plus consommée en France... après l'eau ! Huit Français sur dix se servent au moins une tasse dans la journée. Le café est souvent accusé de nous empêcher de dormir, pourtant il a de nombreuses qualités pour notre santé, il suffit de le boire au bon moment.

L'HISTOIRE EXPRESS DU CAFÉ

Son arrivée en France remonte à 1644, dans le port de Marseille, grâce à un commerçant qui l'a rapporté d'un voyage à Constantinople. Mais c'est à partir de 1669, et l'adoption du breuvage par le Roi-Soleil lui-même, que les Français sont devenus attachés à leur tasse quotidienne.

L'un des premiers cafés, Le Procope, ouvre ses portes à Paris en 1686, et tous les écrivains de l'époque s'y succèdent : La Fontaine, Racine, Rousseau, Diderot... On dit même que Voltaire buvait une douzaine de tasses par jour !

Si certains médecins se méfient alors du café, l'accusant de tous les maux et le surnommant « la boisson du diable », d'autres lui reconnaissent rapidement des vertus thérapeutiques : il stimule en cas de fatigue, aide à la digestion, lutte contre les migraines...

Pour ce qui est de la caféine, il s'agit d'un alcaloïde, une molécule qui stimule le système nerveux central et cardiovasculaire.

EXPRESSO OU CAFÉ ALLONGÉ ?

Contrairement à ce que l'on pense, ce n'est pas le café bien serré, le fameux expresso cher à nos voisins italiens, qui a la plus importante concentration de caféine, mais le café filtre. Chez ce dernier, l'eau étant plus longtemps en contact avec le café, elle se « charge » plus en caféine.

À QUELLE HEURE DOIT-ON ARRÊTER DE BOIRE DU CAFÉ ?

Malheureusement, il n'existe pas de réponse unique à cette question, car nous avons tous une sensibilité différente à la caféine. Tout dépend de certains récepteurs de notre cerveau. Nous avons tous une « heure limite » pour une dernière tasse... Pour certains, ce sera celle après le déjeuner, tandis que d'autres pourront prendre un café après dîner sans avoir un sommeil altéré.

La caféine atteint son niveau le plus haut dans le sang au bout de trente à soixante minutes, on remarque même une vigilance accrue au bout d'à peine dix minutes. Le corps élimine en général la moitié de la caféine dans les trois à cinq heures qui suivent sa consommation, et le reste peut subsister selon les cas entre huit... et quatorze heures !

De plus, même si la caféine ne vous empêche pas de vous endormir, elle entraîne une instabilité de votre sommeil : le sommeil profond sera moins important, au profit du sommeil léger.

On conseille donc en général de ne pas en consommer dans les sept heures qui précèdent l'heure du coucher.

LES BÉNÉFICES D'UNE CONSOMMATION RÉGULIÈRE

De très nombreuses études se sont intéressées aux bienfaits du café sur notre santé. Selon une étude de 2012, la mortalité diminuerait de 10 % chez les hommes et de 15 % chez les femmes qui en consomment deux à trois tasses par jour. La consommation de café permettrait de diminuer les risques de dépression, d'Alzheimer, de Parkinson, de cancers...

Mais il ne faut pas boire plus de quatre tasses par jour ! Selon un rapport de l'Autorité européenne de sécurité des aliments, la dose de caféine quotidienne maximale recommandée est de 400 milligrammes pour un adulte en bonne santé. Au-delà de cette dose, des effets indésirables peuvent se faire ressentir comme des palpitations, de l'irritation, des tremblements. Et ces recommandations ne s'appliquent ni à ceux qui ont des problèmes cardiaques, une insuffisance hépatique ou du reflux gastrique, ni aux femmes enceintes qui devront se limiter à deux tasses par jour.

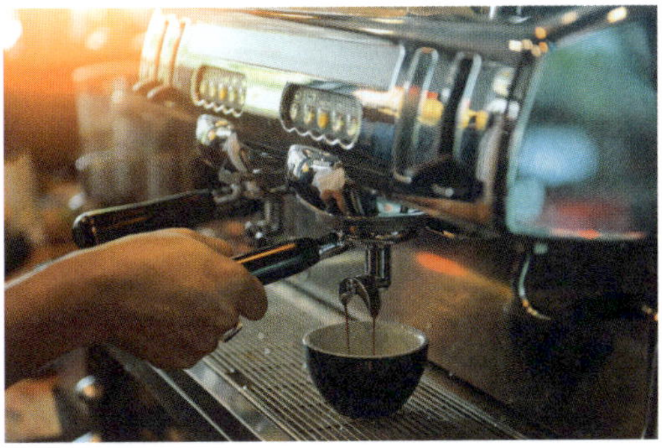

Les aliments QUI NOUS AIDENT À DORMIR

À l'inverse des aliments gras ou qui contiennent de la caféine, certains aliments sont les alliés de notre sommeil.

LES TISANES

Elles permettent d'instaurer un rituel avant le coucher que le cerveau va interpréter comme un signal du sommeil, et constituent une véritable aide à l'endormissement. De plus, certaines plantes telles que la valériane, la passiflore, la camomille, la verveine ou la fleur d'aubépine sont connues pour leurs propriétés relaxantes. Enfin, comme toute boisson chaude, la tisane va favoriser une baisse de la température interne, par un mécanisme d'échange thermique : boire une boisson chaude déclenche une sudation qui va rafraîchir l'ensemble du corps.

Le seul inconvénient de la tisane est que si elle est prise juste avant d'aller se coucher, elle peut provoquer une envie pressante au milieu de la nuit et vous réveiller.

LES « SUCRES »

Tous les sucres ou glucides ne sont pas bons à consommer avant d'aller se coucher. Ce sont les glucides à indice glycémique bas, d'assimilation lente, qui sont à privilégier. Ils agissent sur notre sommeil en facilitant la production de sérotonine, hormone indispensable à la sécrétion de mélatonine.

Le soir, il est donc conseillé de manger des féculents à absorption lente, car contrairement à ce que l'on croit, nous avons besoin d'énergie pour dormir. À vous le riz complet, le quinoa, les salades de lentilles et autres légumineuses ! Enfin, vous pouvez accompagner votre yaourt du soir d'une petite cuillère de miel, c'est un sucre plus lent que le sucre blanc.

LE LAIT CHAUD

Le traditionnel lait chaud avant d'aller se coucher peut fonctionner, même si ce n'est évidemment pas une potion magique. Il est riche en tryptophane et sa chaleur peut aussi avoir un côté réconfortant qui va favoriser la relaxation. Comme la tisane, il peut devenir un rituel qui favorise l'endormissement. Les personnes intolérantes au lactose pourront se tourner vers des boissons végétales, comme le lait d'amande.

LE MAGNÉSIUM CONTRE LES TROUBLES DU SOMMEIL

Pas besoin de le prendre sous forme de complément alimentaire (sauf sur prescription médicale), vous le retrouverez dans les amandes, les noix, les noisettes. Une poignée de vos fruits à coques préférés par jour, idéalement à l'heure du goûter, voilà une petite habitude facile à prendre pour que vos nuits soient douces.

À QUELLE HEURE DOIT-ON DÎNER ?

Le soir, ne mangez ni trop tôt, pour bien nourrir votre cerveau, très actif pendant le sommeil paradoxal, ni trop tard car la digestion provoque une élévation de la température du corps, nuisible au sommeil. Dans l'idéal, vous prendrez votre dernier repas au moins deux heures avant d'aller vous coucher. Si vous avez dîné trop tôt, vous pouvez prendre une collation avant d'aller dormir.

VIVE LE TRYPTOPHANE !

Le tryptophane est un acide aminé, très présent dans les protéines, animales mais aussi végétales (légumineuses, œufs, bananes...).

Il permet la fabrication de sérotonine. Le souci est que notre corps n'en fabrique pas tout seul, il nous faut donc aller en chercher dans notre alimentation.

Les aliments riches en tryptophane

* Les œufs
* Les noix, amandes et noisettes
* Les produits laitiers
* Certaines céréales et féculents : avoine, soja, maïs, seigle, sésame, riz, quinoa
* Les légumes secs : lentilles, pois chiches, haricots secs...
* La viande blanche (sauf le lapin) et le poisson
* Les bananes
* Le chocolat (mais attention au chocolat noir et à la caféine qu'il contient)
* Le riz complet
* Les graines de courge

LE DÎNER IDÉAL pour bien dormir

Voici quelques conseils à décliner pour vos repas du soir ainsi qu'une idée de menu.

EN ENTRÉE : DU LÉGER !

Les entrées à base de pâte (comme les quiches), de fromage ou de charcuterie, dont les graisses sont difficiles et longues à digérer, sont à éviter. Réduisez la quantité de crudités si vous les digérez mal et privilégiez les légumes cuits et servis froids (betterave, poireaux...) avec une vinaigrette à l'huile d'olive.

Attention aux potages et autres soupes : ils peuvent donner envie de se lever au milieu de la nuit pour uriner et, par là même, faire prendre le risque de ne pas réussir à se rendormir.

LE PLAT PRINCIPAL

Le principe de base est de constituer son assiette avec un tiers de féculents, comme des céréales complètes cuites *al dente*, et un tiers de légumes.

Ensuite, le dernier tiers sera dédié aux protéines : du jambon, des œufs, un peu de poisson ou des légumes secs. Gardons plutôt la viande pour le déjeuner, et dégustons au dîner un bon poisson maigre ou gras, riche en tryptophane. De plus leurs bonnes graisses, les fameux oméga 3, sont faciles à digérer et favorisent un bon équilibre nerveux.

On peut aussi opter pour un dîner végétarien avec des légumes cuits, aux fibres plus digestes, ou bien un mélange de légumes secs, qui apportera des protéines végétales digestes et des glucides complexes qui assureront un niveau d'énergie constant tout au long de la nuit, et du magnésium, minéral essentiel au sommeil.

EN DESSERT : DOUCEMENT SUR LE SUCRE !

Pâtisseries, crèmes dessert et glaces, trop sucrées, font grimper la glycémie et influent très négativement sur le sommeil. Le dessert idéal consiste en un yaourt nature sans sucre avec des morceaux de banane ou une cuillère de miel, ou un fruit.

EN BOISSON

De l'eau ! L'alcool et le vin agissent comme des excitants et nuisent à la qualité du sommeil. Les sodas et jus de fruits, qui contiennent trop de sucres (et parfois de la caféine), sont à proscrire.

UN MENU TYPE

Solveig Darrigo, diététicienne et micronutritionniste, propose un menu type de dîner idéal pour bien dormir.

Entrée : millefeuille de betterave cuite au chèvre frais.

Plat : œuf cocotte au riz complet et épinards. Ce mode de cuisson des œufs permet d'éviter d'ajouter des matières grasses car on crée un « lit » d'épinards dans lequel on fait un creux pour cuire l'œuf, tandis que le riz complet, grâce aux fibres, se digère aisément et possède un indice glycémique bas.

Dessert : poires à la verveine.

LA RECETTE DES POIRES À LA VERVEINE

Préparation : 15 min / **Cuisson :** 5 min / **Repos :** 2 h

Ingrédients pour 4 personnes :

2 poires conférence • 1 c. à café d'agar-agar en poudre • 2 c. à soupe de verveine séchée • 1 c. à soupe de menthe ciselée • 2 c. à soupe de miel • 30 cl d'eau • 4 grosses c. à soupe de compote pomme-poire

1/ Déposez une cuillère à soupe de compote au fond de chaque verrine.

2/ Pelez, épépinez et coupez en petits dés les poires.

3/ Portez l'eau et le miel à frémissement dans une casserole avec les dés de poires, la verveine et la moitié de la menthe pendant 5 minutes. Retirez du feu et laissez infuser encore 5 minutes.

4/ Filtrez le sirop, remettez-le dans la casserole et versez l'agar-agar. Portez à ébullition et mélangez pendant 1 minute.

5/ Remettez les dés de poire dans le sirop, ajoutez le reste de menthe ciselée, puis versez dans les verrines sur la compote.

6/ Laissez prendre au réfrigérateur environ 2 heures. Servez frais.

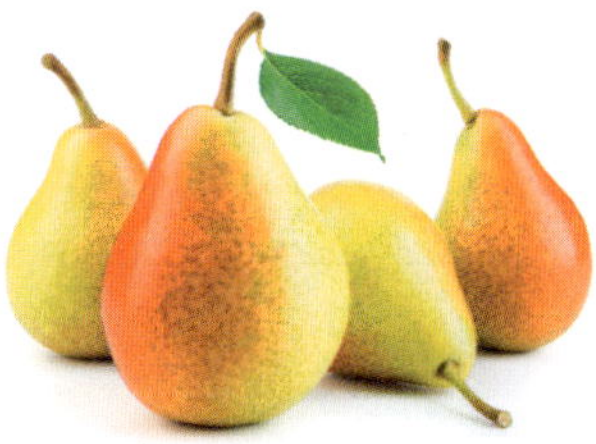

L'ALCOOL
est-il un bon somnifère ?

Si sa consommation à faible dose peut avoir tendance à accélérer l'endormissement, il ne peut en aucun cas devenir une solution pérenne aux problèmes de sommeil.

UN EFFET D'ACCOUTUMANCE

Si l'on prend l'habitude de boire un petit verre avant de s'endormir, au fur et à mesure un effet d'accoutumance s'installe, et notre corps a besoin d'une dose de plus en plus importante pour ressentir le même effet de « détente ». Ce qui entraîne des troubles du sommeil, en particulier pendant la deuxième partie de la nuit.

UN SOMMEIL AGITÉ ET MOINS RÉPARATEUR

L'élimination de l'alcool dans le corps provoque des effets désagréables. Le sommeil devient superficiel, on peut ressentir des poussées de transpiration, des maux de tête ou bien un assèchement de la bouche susceptibles de chasser le sommeil. On constate aussi un morcellement du sommeil paradoxal et beaucoup plus de « mauvais » rêves, de cauchemars et d'agitation.

De plus, les personnes souffrant de problèmes respiratoires comme le ronflement ou l'apnée du sommeil vont voir leurs symptômes accentués. La consommation d'alcool provoquant un relâchement des muscles des voies respiratoires, l'air inspiré a plus de difficultés à se frayer un chemin. L'inspiration devient pénible, les ronflements augmentent, et il peut en résulter de brefs arrêts respiratoires, même chez les personnes qui en temps ordinaire ne souffrent pas d'apnée du sommeil.

UNE SENSATION D'ÉPUISEMENT

Le réveil le lendemain matin est souvent difficile avec l'effet bien connu de la « gueule de bois ». Enfin, la réduction de la durée du temps de sommeil paradoxal peut nuire à notre concentration, nos capacités physiques et notre mémoire, et jouer lourdement sur la fatigue.

ET SI ON FAISAIT LE POINT SUR NOTRE CONSOMMATION D'ALCOOL ?

La règle est de ne pas consommer en moyenne plus de deux verres d'alcool par jour. Si vous faites un excès un soir, il faudra vous abstenir le soir suivant. Les instances de santé publique conseillent de ne pas dépasser dix verres par semaine.

Pour y parvenir, changez vos habitudes, qu'il s'agisse du verre de vin rouge à midi, de l'apéritif quand vous rentrez chez vous le soir ou des dîners bien arrosés entre amis.

Voici les quantités d'un verre standard : bien qu'ils n'aient pas la même contenance, ils contiennent tous la même quantité d'alcool.

* Un verre de vin rouge à 12 ° (10 cl)
* Un verre de whisky à 40 ° (2,5 cl)
* Une coupe de vin mousseux à 12 ° (10 cl)
* Un verre d'apéritif à 18 ° (7 cl)
* Un demi de bière à 5 ° (25 cl)

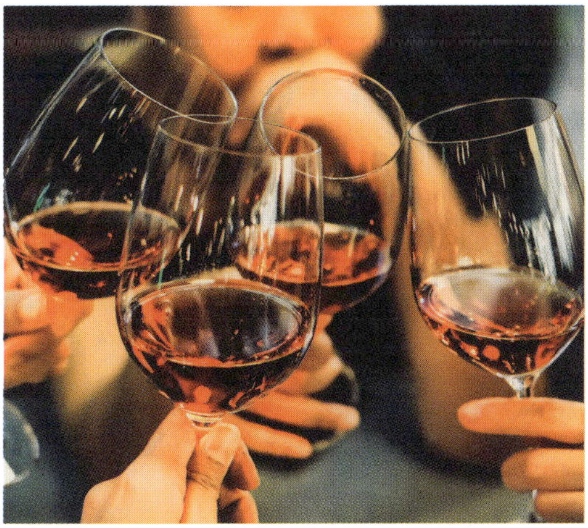

Les signes qui doivent vous alerter

* Si vous vous réveillez souvent difficilement, fatigué, avec l'impression d'avoir eu un sommeil de mauvaise qualité.
* Quand la consommation d'alcool devient indissociable de tout évènement festif.
* Quand les occasions de boire se multiplient.
* Quand vous recherchez l'ivresse.
* Quand limiter votre consommation devient impossible et entraîne une perte de contrôle.

Faites le point

Un test est disponible sur www.alcoometre.fr pour vous permettre de faire le point sur votre consommation et d'évaluer vos habitudes, voire votre dépendance.

AGIR

Des solutions pour nous aider À MIEUX DORMIR

Face au désarroi des personnes souffrant de troubles du sommeil, une multitude de propositions, plus ou moins honnêtes, s'est développée pour répondre à la demande. De la brume d'oreiller à la montre connectée, de la séance de yoga à la mélatonine en spray, tour d'horizon de toutes les méthodes non médicamenteuses.

Sophrologie **ET YOGA**

Chez la plupart d'entre nous, l'insomnie s'exprime par une difficulté à nous endormir, nous ne parvenons pas à laisser à la porte de notre chambre les soucis de la journée.

ARRÊTER LA COURSE DES PENSÉES

Pour arrêter la course de nos pensées, rien de mieux que la méditation, le yoga ou la sophrologie. Ces techniques permettent de nous reconnecter avec notre respiration, nos sensations corporelles, d'être dans l'instant présent et de retrouver le lien entre le corps et l'esprit.

Le cerveau arrête alors de divaguer en tous sens et se prépare à lâcher prise pour des nuits plus sereines.

LA SOPHROLOGIE

Il suffit parfois de quelques séances pour retrouver un endormissement facile. Le sophrologue va vous apprendre plusieurs techniques, que vous répéterez ensuite avec lui au cours de quelques séances dans son cabinet, le but étant que vous puissiez les reproduire seul chez vous. Il mettra à votre disposition une sorte de boîte à outils personnalisée, mêlant détente musculaire, respiration contrôlée, visualisation du corps et relaxation.

Pour libérer les tensions accumulées de la journée, l'objectif est de réapprendre à respirer, à écouter ses sensations, ses ressentis, pour se recentrer, se concentrer sur soi et laisser de côté les pensées parasites : se soustraire au monde extérieur, pour s'installer dans son corps, en pleine conscience.

L'avantage de cette technique est qu'elle est à la portée de tous, sans effet secondaire, sans effet de dépendance, et facile à mettre en place. Quelques séances peuvent suffire à rééquilibrer certains troubles du sommeil. La sophrologie peut également être utilisée pour accompagner un sevrage progressif de somnifères.

Exercice de respiration

Les mains sur le ventre, les yeux fermés, inspirez et expirez lentement par le nez, profondément, en sentant votre ventre se gonfler.

LE YOGA

Il existe plusieurs sortes de yoga ; certains sont plutôt dynamiques, d'autres tournés vers la médiation. C'est le cas du yoga nidra, ou « yoga du sommeil ».

Grâce à la respiration, le pratiquant évacue ses pensées négatives, le professeur le guide par sa voix pour qu'il se concentre sur son corps, relâche ses tensions.

Pour une relaxation profonde, il faut d'abord s'ancrer dans le sol, puis se concentrer, dans cette immobilité totale, sur tout ce qui bouge malgré tout en soi : « ce qui vibre, ce qui palpite, ce qui s'anime à l'intérieur ».

Une séance de ce yoga du sommeil permet d'offrir à ceux qui le pratiquent un moment de récupération, tout comme la méditation.

Lors de vos réveils nocturnes, au bout de vingt minutes à vous retourner dans votre lit, plutôt que de vous énerver et de compter les heures qui vous séparent de votre réveil, levez-vous et allez lire quelques pages dans votre canapé, pourquoi pas en vous préparant une tisane ou un lait chaud. Vous pouvez aussi enchaîner quelques postures de yoga. Une fois détendu, vous pouvez retourner vous coucher.

Si vous vous réveillez tôt le matin et que vous ne parvenez pas à vous rendormir, il est préférable de vous lever pour de bon.

Technique de relaxation inspirée du yoga

Allongé sur le dos, les yeux fermés, vous vous laissez peser sur le matelas et vous visualisez chaque partie de votre corps les unes après les autres, sans essayer de corriger leur position, il vous faut juste les ressentir.

Une fois que vous avez fait le tour « mental » de votre corps, vous pouvez contracter tous vos muscles et les relâcher d'un seul coup, ou bien contracter vos muscles alternativement et les relâcher un par un.

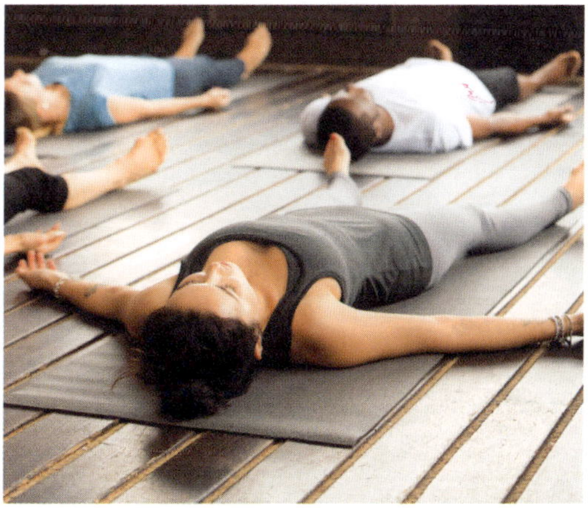

Les marchands de sommeil ou la « SLEEP TECH »

Lorsque nous écrivons le mot « sommeil » dans un moteur de recherche sur Internet, une foule de publicités pullule alors sur notre ordinateur pour nous proposer des gadgets en tout genre, nous promettant le retour de belles nuits de sommeil.

TENTANT…

Sachez toutefois que le problème avec le sommeil, c'est que plus on y pense, plus on l'attend, et moins il vient. Plus on essaye de le contrôler, plus on se met la pression, et moins on dort…

LES CAPTEURS DE SOMMEIL ET LES BANDEAUX SONORES

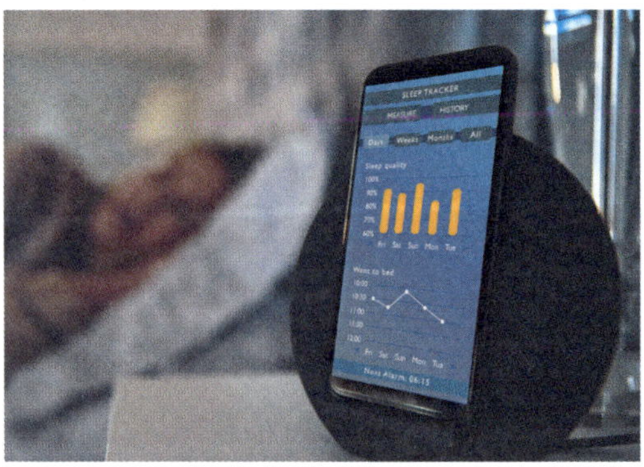

Mouvements, température corporelle, fréquence cardiaque, rythme respiratoire et même parfois taux d'oxygène dans le sang : rien n'échappe aux capteurs de sommeil issus des nouvelles technologies.

Placés sous votre matelas ou autour de votre poignet, les capteurs enregistrent tout et stockent vos données à chaque minute de votre nuit. Certains annoncent même pouvoir détecter vos différents cycles de sommeil.

Le matin, l'utilisateur reçoit son score de sommeil et il peut ainsi examiner ses nuits dans les moindres détails. Les insomniaques anxieux sont souvent stressés par cette consultation régulière et parfois un peu obsessionnelle. C'est ce qu'on appelle l'« orthosomnie », qui désigne une anxiété de performance face à son sommeil.

Inutile de préciser que cette anxiété n'est pas le meilleur moyen de se détendre pour s'endormir.

Il existe aussi des bandeaux sonores pour les yeux qui consistent à vous isoler de la lumière et des bruits environnants en vous proposant des ambiances sonores (bruits blancs), des séances de méditation guidées ou des histoires.

Directement en contact avec le corps, les bandeaux, les montres ou les masques sont parfois jugés trop invasifs. Ces objets doivent également être paramétrés, déclenchés, rechargés, consultés... C'est une charge mentale peu compatible avec le lâcher-prise recherché pour s'endormir.

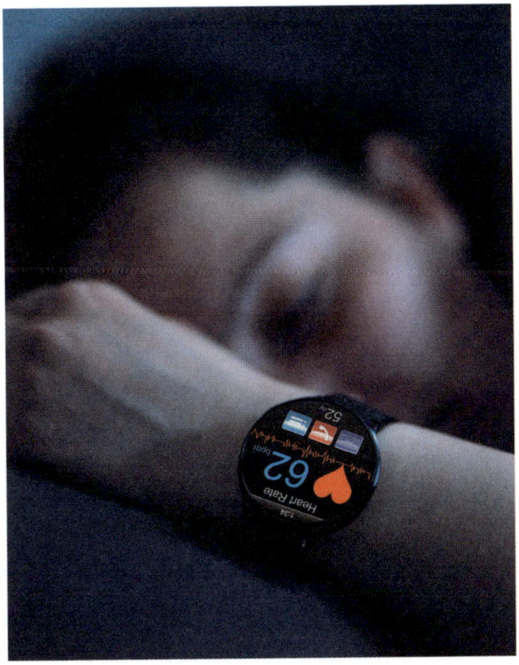

LES OBJETS DE RELAXATION

Posé sur votre table de nuit, un objet en forme de soucoupe projette au plafond un halo de lumière bleue. Vous devez observer la lumière et synchroniser votre respiration avec les variations d'intensité. Son fonctionnement repose sur le concept de la cohérence cardiaque, une technique de respiration destinée à réduire le stress.

Cette soucoupe n'est qu'un exemple parmi d'autres : tous les objets qui cherchent à détourner votre attention de vos pensées parasites (qui empêchent le déclenchement du sommeil) ont un potentiel intéressant. Mais tout dépend de la cause de vos insomnies.

LA COUVERTURE LESTÉE

La couverture lestée est une couverture alourdie grâce à des billes de verre réparties de manière uniforme. Il est conseillé de choisir une couverture qui fait 10 % de son poids.

Elle serait adaptée aux personnes souffrant d'insomnie d'origine anxieuse, le poids sur le corps exerçant un effet apaisant par la sensation d'enveloppement et de protection qu'il procure.

LE SOMMEIL DE BÉBÉ SOUS SURVEILLANCE

Il existe aussi désormais l'équivalent des capteurs de sommeil des adultes pour les

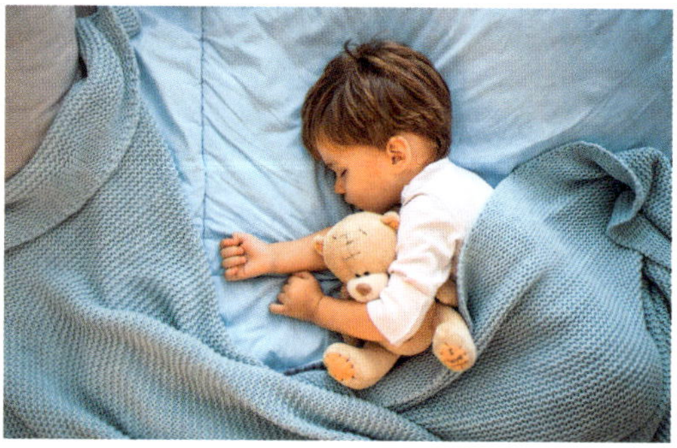

enfants et les bébés : des moniteurs de surveillance respiratoire.

Placés sous le matelas de l'enfant, ils surveillent la respiration et les mouvements de l'enfant. Dès que l'appareil détecte un ralentissement ou un arrêt des respirations du bébé, il alerte les parents à l'aide d'un signal sonore. Un outil rassurant pour les parents angoissés par la menace de mort inattendue du nourrisson…

Mais l'intérêt de ces produits est discuté par les pédiatres, et les études ne démontrent pas de baisse particulière du nombre de cas chez les enfants surveillés par le contrôle à domicile. Ce type d'appareil, censé rassurer les parents, peut au contraire provoquer de l'anxiété et rendre les parents dépendants aux données affichées sur leur portable, pour surveiller en permanence les modifications des constantes de leur enfant… au point d'en perdre le sommeil !

LES BOÎTES À MÉDITATION

Un type de produit fait l'unanimité chez les spécialistes du sommeil, autant chez les adultes que chez les enfants : il s'agit de petites enceintes non connectées et sans écran, qui contiennent des programmes de méditation et de sophrologie préenregistrés et des bruits blancs.

Avant de fermer les yeux, vous choisissez votre séance et sa durée, et vous vous laissez porter par la voix enregistrée de l'appareil.

La version pour les bébés se décline souvent sous forme de peluche sonore qui émet ce qu'on appelle des « bruits blancs ». La répétition des bruits, par exemple celui des vagues sur une plage, va permettre au tout-petit de se calmer, de se détendre et de s'abandonner au sommeil. Cela peut lui rappeler le bruit du battement de cœur de sa maman, qu'il entendait *in utero*, et le rassurer.

En grandissant l'enfant pourra même la réenclencher tout seul s'il se réveille au milieu de la nuit. Pour éviter tout risque d'étouffement, la peluche sera posée en dehors du lit pendant ses premiers mois.

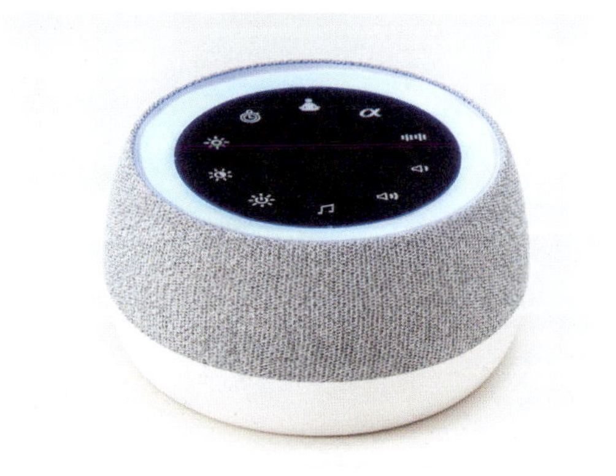

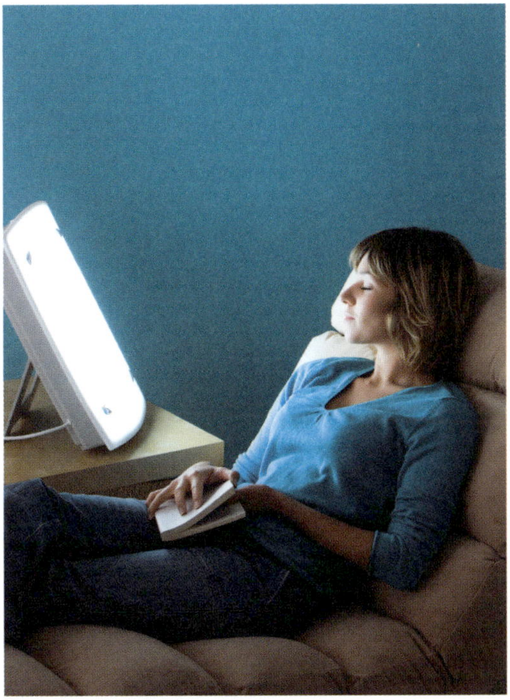

LA LUMINOTHÉRAPIE

Au printemps, nous recevons entre 10 000 et 100 000 lux de lumière solaire, alors qu'en hiver, la quantité ne dépasse pas les 2 000 lux. Cette différence de luminosité peut influencer l'humeur, et même le sommeil de certaines personnes. De plus, une grande majorité de métiers sont réalisés dans des locaux fermés, et le temps de transport est souvent passé dans une voiture ou un métro. Le résultat en est que nous ne voyons pas beaucoup la lumière du jour.

La luminothérapie se présente sous forme de lampe, d'écran lumineux ou de lunettes. Elle a largement fait ses preuves pour resynchroniser les horloges biologiques décalées. Son principe consiste à recréer la lumière du soleil, sans risque de coups de soleil.

Pour être sûr de faire le bon choix, il vaut mieux acheter sa lampe de luminothérapie dans un magasin spécialisé. Il faut compter entre 100 et 300 euros pour une lampe de qualité, c'est-à-dire qui dégage une lumière à 10 000 lux pour une séance quotidienne d'environ trente minutes.

La luminothérapie est idéale quand les personnes ont des retards de phase, c'est-à-dire qu'elles ont tendance à ne pas pouvoir s'endormir avant tard le soir et ont du mal à se réveiller le matin avant une certaine heure. La luminothérapie tôt le matin va les aider à « recaler » leur horloge biologique.

Un avis médical est indispensable si vous souffrez de problèmes oculaires.

Le conseil de l'autrice

Pour décrocher de mes prises de tête, les soirs où j'ai du mal à m'endormir, j'écoute un podcast dans mon lit. Lumière éteinte, le volume du son à peine audible, j'écoute une émission, un livre audio... Peu à peu, mon cerveau se déconnecte de mes problèmes, écoute la voix qui parle, et petit à petit... je m'endors...

La famille des « odorants » : **SPRAY, BOUGIES, HUILES ESSENTIELLES...**

Aucune étude scientifique ne prouve l'efficacité des odeurs sur le sommeil, mais c'est un rituel qui peut vous rassurer, vous réconforter, et vous mettre dans une ambiance propice à l'endormissement.

DIFFUSER DES HUILES ESSENTIELLES

L'huile essentielle de lavande permettrait d'apaiser les nerfs, de diminuer le stress et de réguler la tension artérielle. Le parfum de la lavande rappelle aussi l'odeur du propre, des draps dans lesquels on a envie de se lover : si vous vaporisez quelques gouttes d'huile essentielle de lavande sur votre oreiller, cela peut provoquer chez vous une certaine détente...

De nombreuses marques commercialisent des « brumes d'oreiller » qui sont créées sur ce concept. Une odeur agréable apporte de la détente, et donc, pourrait vous mener par le bout du nez vers le sommeil tant recherché.

Recette de la brume d'oreiller

* 10 gouttes d'huile essentielle de camomille noble ou de mandarine.
* 10 gouttes d'huile essentielle de petit grain bigarade.
* 10 gouttes d'huile essentielle de lavande officinale.
* 3,5 millilitres de solubilisant, produit qui permet d'émulsionner les huiles essentielles dans l'eau.

1/ Mettre les gouttes d'huiles essentielles dans le solubilisant.
2/ Agiter.
3/ Verser la solution dans un flacon vaporisateur de 30-50 millilitres.
4/ Ajouter de l'eau distillée jusqu'en haut du flacon.
C'est prêt !

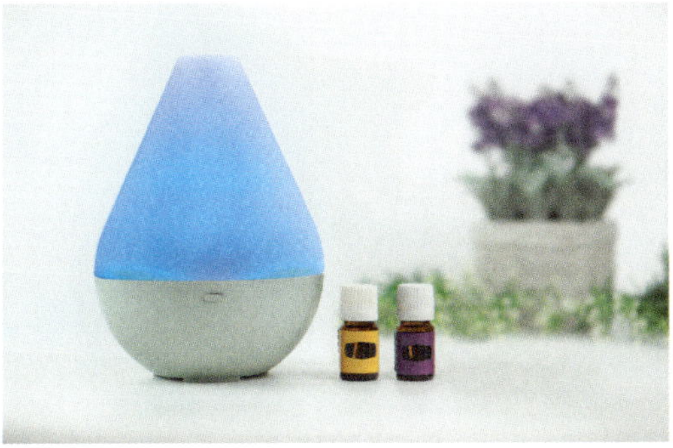

Les huiles essentielles le plus souvent recommandées sont la lavande, le petit grain bigarade, la camomille, les agrumes comme la mandarine ou l'orange, le basilic, et aussi la verveine, comme dans les tisanes.

Vous pouvez aussi les utiliser en massage, diluées dans une huile végétale, en roll-on en application sur les tempes, ou bien créer vous-même votre propre brume d'oreiller. Attention, les huiles essentielles ne doivent pas être utilisées chez la femme enceinte et les tout-petits.

LES BOUGIES PARFUMÉES

Si certaines bougies vous promettent des volutes de fumées apaisantes pour vous endormir dans un nuage d'effluves ensorcelants... méfiez-vous !

D'abord, les résultats ne sont pas prouvés, mais surtout, c'est très dangereux de s'endormir avec une bougie allumée, un mauvais geste et c'est la couette qui prend feu !

De plus, l'Agence de l'environnement et de la maîtrise de l'énergie (Ademe) met en garde depuis plusieurs années sur les dangers de l'utilisation des bougies parfumées et de l'encens. En effet, ces produits participent fortement à la pollution intérieure et s'avèrent même nocifs à long terme pour le système respiratoire et cardiovasculaire. Lors de la combustion, des polluants sont émis, ce qui est problématique dans une pièce fermée. Selon les composants des produits, les utilisateurs prennent des risques d'irritation des voies respiratoires, et lors d'une utilisation très régulière, des effets sanitaires à long terme sont à craindre, comme l'augmentation du risque de certains cancers.

Alors que l'encens et les bougies parfumées sont une source de pollution de l'air intérieur, les utilisateurs pensent majoritairement que ces produits ont un impact positif sur leur environnement. L'Ademe combat cette idée reçue.

Se réveiller en odorama

Si certaines odeurs sont censées nous aider à nous endormir, des inventeurs ont eu l'idée de les utiliser pour nous réveiller. Un jeune Nantais a créé un réveil qui diffuse l'odeur de votre choix à l'heure où vous souhaitez vous réveiller. Plusieurs parfums existent : jus d'orange, menthe, herbe coupée, bord de mer...

LA MÉLATONINE
en cachets ou en spray

La mélatonine est l'hormone incontournable et indispensable pour nous endormir. Nous la produisons naturellement en fin de journée, lorsque notre cerveau reçoit l'information que la lumière du jour baisse et qu'il sera bientôt l'heure d'aller nous coucher.

LA MÉLATONINE DE SYNTHÈSE

Depuis quelques années, la mélatonine est utilisée sous une forme artificielle pour aider ceux qui ont du mal à s'endormir. Les premiers à l'avoir utilisée sont les pilotes d'avion et le personnel navigant, pour lutter contre le décalage horaire.

Sous forme de cachets ou de spray, ces produits sont disponibles sans ordonnance à la pharmacie. Il ne faut surtout pas acheter la mélatonine sur Internet, car certains produits ne respectent aucune législation sur leur composition et peuvent être toxiques.

Mais ce n'est encore une fois pas une méthode miracle. Elle ne serait efficace que chez 60 % des personnes. Si on la tolère bien, on peut l'utiliser pour des cures de plusieurs semaines.

Il faut respecter la limite des 2 milligrammes par nuit pour éviter d'être somnolent le lendemain matin, et ne pas la prendre n'importe quand, mais de préférence trente minutes avant de se coucher.

RECOMMANDATIONS

L'Agence nationale de sécurité sanitaire (Anses) met en garde contre les effets secondaires chez certains utilisateurs. Des symptômes neurologiques comme des céphalées, vertiges, somnolence, cauchemars, irritabilité, migraines, ou bien gastriques comme des nausées, vomissements, douleurs abdominales doivent tout de suite vous alerter et vous faire interrompre votre traitement.

L'Anses recommande aux utilisateurs de prendre conseil auprès de leur médecin généraliste, en particulier les femmes enceintes ou allaitantes, les enfants, les adolescents, les personnes souffrant de maladies auto-immunes, inflammatoires, épilepsie, asthme, ou ayant des troubles de l'humeur et du comportement.

La consommation de mélatonine est aussi déconseillée aux personnes pratiquant une activité où il est nécessaire d'avoir une vigilance soutenue, comme les chauffeurs.

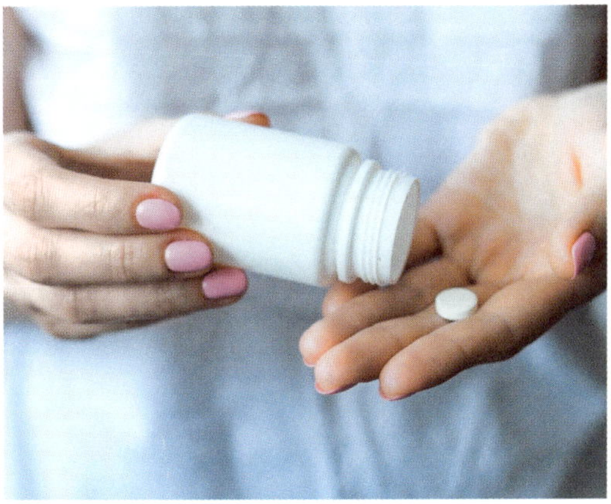

Témoignage d'une utilisatrice : Rose, 35 ans

« Pendant plus de dix ans, j'ai travaillé en horaires décalés. Je me levais chaque jour à 2 heures du matin, puis je rentrais chez moi avant midi. Je dormais l'après-midi, et le soir j'avais beaucoup de mal à m'endormir, encore plus quand je comptais le nombre d'heures qui me séparait de mon réveil. J'ai pris régulièrement un somnifère léger, vendu sans ordonnance, pendant toute cette période. Ce rythme a détruit mon horloge biologique, j'étais complètement décalée tout le temps.

Lorsque j'ai arrêté les horaires décalés, je n'ai pas réussi à dormir normalement. Je me suis alors tournée vers la mélatonine, sur les conseils de mon pharmacien. Je prends désormais un cachet tous les soirs, et quand je me réveille au milieu de la nuit, je complète avec un petit coup de spray sur la langue. Et puis zou ! Ça marche ! Honnêtement, je n'y croyais pas quand j'ai commencé à en prendre, je n'arrivais plus à m'endormir naturellement, et là, enfin je me rendors. Je n'ai pas de sensations désagréables le lendemain matin, je ne me sens pas vaseuse et je retrouve des rêves « normaux » (avec les somnifères, je ne faisais que des rêves bizarres).

Ce n'est pas sur prescription et c'est un certain budget : 60 cachets pour 60 nuits pour environ 20 euros. C'est devenu ma routine sommeil, et enfin je retrouve des nuits paisibles.

Mais l'une de mes amies a essayé sur mes conseils, et pour elle, cela n'a pas du tout fonctionné. »

AGIR

Je n'arrive toujours pas à dormir... C'EST GRAVE DOCTEUR ?

Si au bout de quelques semaines,
malgré la modification de vos habitudes,
vous vous réveillez toujours épuisé,
il est temps de consulter un médecin
pour comprendre d'où vient votre fatigue.

LES ENREGISTREMENTS du sommeil

Si vos problèmes de sommeil persistent et que vous décidez de consulter un médecin spécialiste des troubles du sommeil, ce dernier peut vous prescrire un examen d'enregistrement du sommeil. Cela lui permettra d'observer divers paramètres et de poser un diagnostic plus précis.

À LA MAISON

L'actimètre est un bracelet qui enregistre les mouvements corporels du patient, ce qui permet de mieux caractériser les alternances entre veille et sommeil au cours de la journée.

La polygraphie ventilatoire est un examen qui permet d'enregistrer tous les paramètres de votre respiration au cours du sommeil. Elle est utile pour diagnostiquer un syndrome d'apnée du sommeil. Cet examen, réalisé le plus souvent à domicile, consiste à se faire poser deux ceintures par un médecin, l'une au niveau du thorax, l'autre au niveau abdominal. Elles vont enregistrer les mouvements respiratoires. Un capteur à la base du cou enregistre également les ronflements.

À L'HÔPITAL

L'examen le plus complet a bien sûr lieu à l'hôpital. C'est ce qu'on appelle la « polysomnographie ». Le patient arrive à l'hôpital en fin d'après-midi et ne repart que le lendemain matin, après avoir passé une nuit complète dans une chambre, équipé de différents capteurs. Durant la nuit seront analysées ses activités cérébrale, respiratoire, cardiaque, oculaire et musculaire.

L'ACTIVITÉ CÉRÉBRALE

Des électrodes posées sur le crâne enregistrent l'activité cérébrale : c'est l'électroencéphalographie (EEG). Sur le tracé, on peut observer les ondes électriques qui parcourent le cerveau et qui témoignent de l'activité neuronale. Ces ondes ont un aspect différent selon la phase de sommeil. Lors de la phase d'éveil, par exemple, elles sont courtes et fréquentes. Cet examen permet au médecin d'observer la composition des cycles de sommeil et la qualité du repos.

L'ACTIVITÉ OCULAIRE

Des capteurs sont placés sur les paupières pour observer les mouvements oculaires, et renseignent sur les différentes phases du sommeil, car c'est seulement lors du sommeil paradoxal que les yeux bougent sous les paupières.

L'ACTIVITÉ MUSCULAIRE

Des capteurs situés au niveau du menton, des bras et des jambes mesurent le tonus musculaire. Ils aident aussi à détecter la position du patient pendant son sommeil. Le patient est en outre filmé durant toute la nuit pour que l'on puisse observer son comportement corporel durant son sommeil.

LES ACTIVITÉS CARDIAQUE ET RESPIRATOIRE

Une canule est placée dans le nez pour mesurer la qualité de la respiration. Un microphone fixé à la base du cou enregistre les ronflements. Le niveau d'oxygène présent dans le sang (la saturation) est observé grâce à un capteur placé au bout d'un doigt. L'activité cardiaque est quant à elle surveillée par des électrodes placées sur la poitrine.

L'objectif principal de cet examen est de surveiller les possibles apnées et le ronflement qui peut être le symptôme d'un sommeil perturbé. Réalisé sur prescription médicale, il est pris en charge par la Sécurité sociale.

La polysomnographie

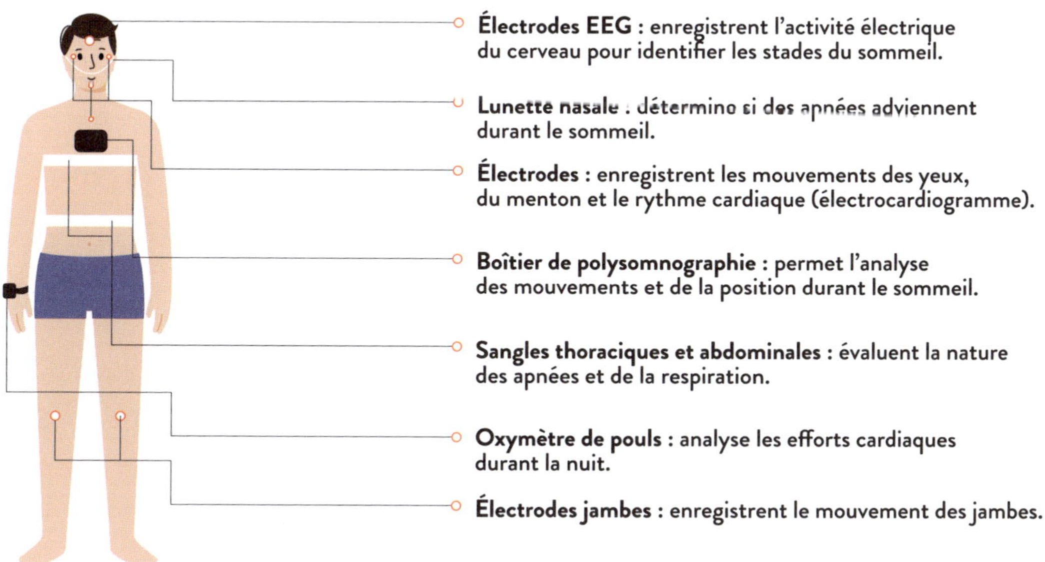

Arrête de **RONFLER !**

Un Français sur trois ronfle de manière occasionnelle ou permanente. Et 70 % des conjoints qui partagent le lit d'un ronfleur se déclarent fatigués. Ce n'est pas étonnant quand on sait qu'un ronflement léger équivaut à 40 décibels, soit une conversation normale, et qu'il peut atteindre des sommets, jusqu'à 70 décibels, soit le bruit d'une cantine scolaire !

POURQUOI RONFLE-T-ON ?

L'air que nous respirons, par le nez ou par la bouche, passe à l'avant ou à l'arrière du voile du palais et gagne ensuite le pharynx, puis la trachée.

Quand on dort, les muscles de la langue et le voile du palais se détendent et s'affaissent. L'air circule mal et fait vibrer les organes. Cette vibration se propage dans les cavités nasales et dans la gorge : c'est le ronflement.

Respiration normale durant le sommeil

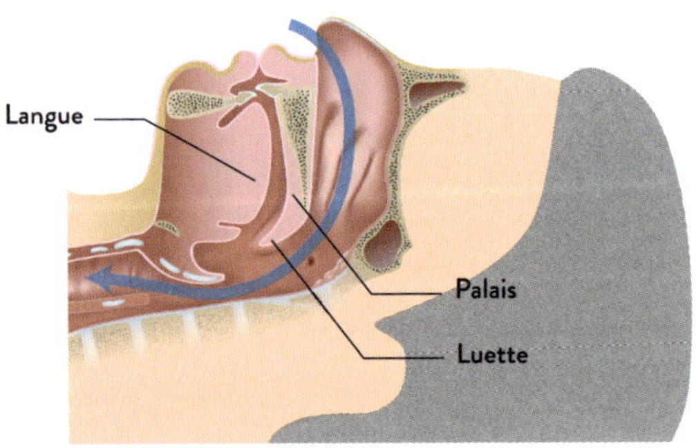

Les voies aériennes sont dégagées

Ronflement

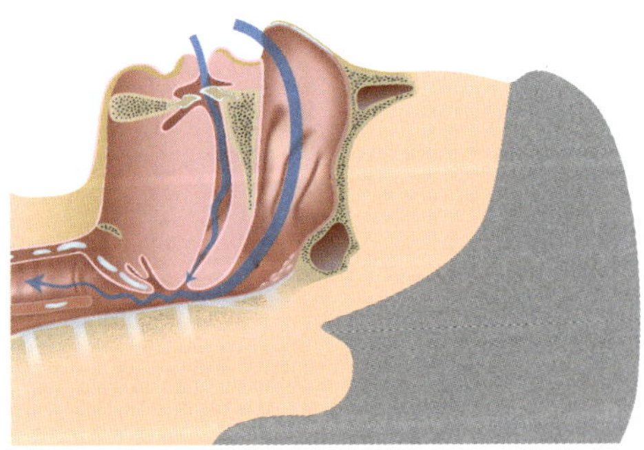

Blocage partiel des voies aériennes supérieures

COMMENT SAVOIR SI L'ON RONFLE ?

Si vous êtes en couple, c'est facile, mais si vous êtes célibataire et que vous vous réveillez épuisé le matin, cela vaut la peine d'aller consulter un médecin ORL, un pneumologue ou un médecin spécialiste du sommeil, qui pourra vous prescrire une polysomnographie pour enregistrer votre sommeil à domicile.

Que vous soyez célibataire ou pas, la polysomnographie permettra de savoir si vous n'êtes qu'un simple ronfleur, ce qui n'est pas grave pour la santé, mais peut l'être pour votre couple. Dans ce cas, votre médecin vous proposera des solutions pour réduire le volume sonore.

Souvent, le problème du ronflement peut être résolu par l'utilisation d'une orthèse mandibulaire, une gouttière à poser sur les dents qui permet de changer le positionnement de la mâchoire, et ainsi de la langue, en augmentant le diamètre du passage de l'air. L'orthèse sera réalisée sur mesure ou achetée en pharmacie. Une prise en charge peut être demandée à la Sécurité sociale si elle est prescrite par un médecin. Cette orthèse est en revanche contre-indiquée en cas de problème dentaire.

GADGETS ANTI-RONFLEMENT

Les sprays anti-ronflement sont des lubrifiants censés réduire les vibrations, et par conséquent le bruit. Mais leur durée d'efficacité est très limitée : entre trente minutes et une heure. Votre compagne ou compagnon a donc intérêt à vite s'endormir.

Les écarteurs nasaux sont deux petites ailettes en plastique qui se glissent dans les narines pour les écarter et faciliter le passage de l'air. Ces dispositifs ne peuvent être efficaces que chez les ronfleurs qui respirent par le nez, soit 10 % des ronfleurs. Il existe une version moins intrusive, et aussi moins efficace : les bandelettes nasales qui se collent sur le nez pour augmenter l'ouverture des narines.

Le sac à dos ou l'oreiller anti-ronflement a pour but de vous empêcher de vous mettre sur le dos. Impossible ainsi de vous allonger, et comme c'est dans cette position que l'affaissement des muqueuses est le plus important, cela réduit mécaniquement les séances de ronflement, mais ce n'est pas forcément très confortable...

La bague anti-ronflement réagit au moindre bruit suspect et envoie immédiatement une légère impulsion électrique au ronfleur. Encore plus précis, une ceinture électronique truffée de capteurs de position : si vous êtes sur le dos, elle vibre. Vous êtes alors obligé de dormir sur le côté. Cette stimulation non douloureuse est très efficace. Le risque est de vous réveiller plusieurs fois dans la nuit et d'altérer la qualité de votre phase de sommeil profond, la plus réparatrice.

L'APNÉE du sommeil

L'apnée du sommeil est un trouble respiratoire qui concerne environ 5 % des Français. Sa fréquence augmente avec l'âge et le surpoids, en majorité chez les hommes, à partir de 30 ans.

LES SYMPTÔMES

Le symptôme le plus facile à repérer est la fatigue le matin, l'impression de ne pas récupérer et la somnolence dans la journée. Mais le malade n'a pas forcément conscience de ses troubles et c'est souvent le conjoint qui s'inquiète des arrêts respiratoires nocturnes.

QU'EST-CE QUE L'APNÉE DU SOMMEIL ?

Comme pour le ronflement, quand on dort sur le dos, la langue s'affaisse vers l'arrière et bloque le passage de l'air. Cela provoque des sortes de pauses respiratoires qui peuvent durer entre dix et trente secondes, et ce, plusieurs dizaines, voire centaines de fois dans la nuit.

Le corps réagit en réveillant le dormeur, qui enchaîne ainsi une succession de microréveils qui ne cessent d'interrompre son sommeil. Le matin, il se réveille épuisé car son sommeil n'a pas été réparateur. Il peut aussi être alerté par des maux de tête au réveil. Faire plus de cinq apnées par heure de sommeil est anormal ; à partir de trente apnées par heure, on parle d'apnée du sommeil sévère. La polysomnographie ou la polygraphie sont nécessaires pour évaluer la gravité de la situation.

Apnée du sommeil

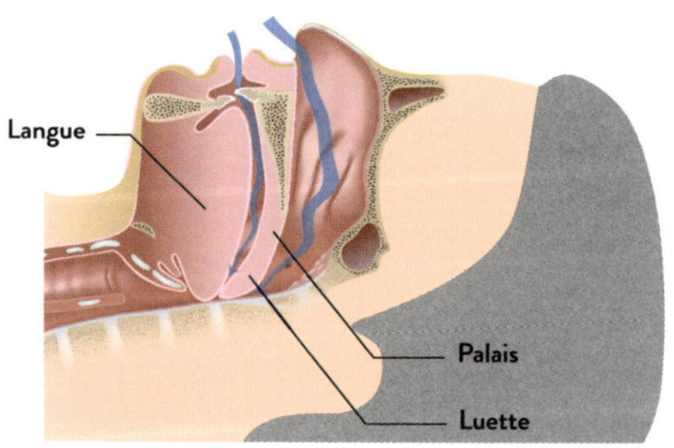

Blocage complet des voies aériennes supérieures

QUELLES CONSÉQUENCES ?

Les patients sujets à l'apnée du sommeil se réveillent épuisés, irritables, et sont souvent sujets à la somnolence diurne. Ce syndrome multiplie par six le risque d'accident de la circulation. Il entraîne un manque d'oxygène chronique dans le sang et une accumulation de gaz carbonique, ce qui peut être grave sur le long terme. Il existe également des risques accrus de problèmes cardiovasculaires, d'hypertension, ou de diabète de type 2.

COMMENT Y REMÉDIER ?

Dans la très grande majorité des cas, l'un des premiers conseils du médecin sera de perdre du poids. En effet, l'excès de graisse au niveau du cou pèse sur les muqueuses de la gorge et entraîne un rétrécissement des voies respiratoires qui vont s'obstruer pendant le sommeil.

L'alcool et les somnifères ont aussi pour conséquence de trop détendre les muscles, ce qui favorise les apnées : éviter leur consommation est donc vivement conseillé.

Le médecin pourra également vous prescrire l'utilisation d'un appareil dit « à pression positive continue » (PPC). Il s'agit d'un masque placé sur le visage relié à un compresseur d'air. La pression positive continue est transmise pour maintenir la gorge ouverte en délivrant une pression assez forte pour empêcher les voies aériennes de se fermer.

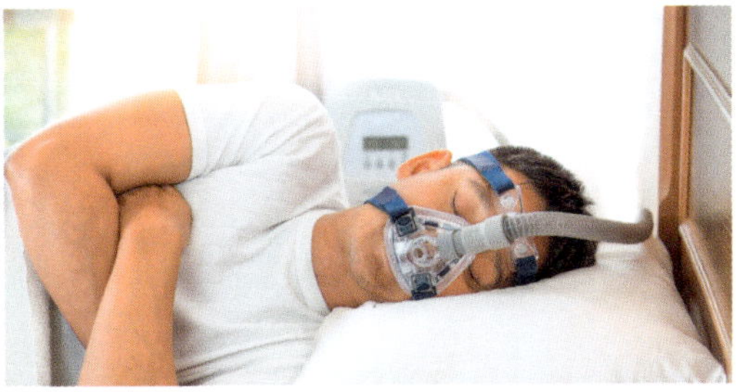

Il peut vous être proposé une intervention par radiofréquences qui, en coagulant le voile du palais, le rigidifie. Les résultats à long terme seraient moins performants que l'orthèse aussi utilisée contre les ronflements.

LES ENFANTS AUSSI

L'apnée du sommeil n'est pas réservée aux adultes. Les spécialistes alertent régulièrement sur le manque de diagnostic chez les enfants. Les symptômes sont les mêmes : ronflements, interruption de la respiration, fatigue et irritabilité en journée. Si vous remarquez ces signes chez votre enfant, n'hésitez pas à consulter.

Les signes à surveiller

* Ronflements très bruyants.
* Arrêt de la respiration durant le sommeil.
* Sentiment de ne pas récupérer.
* Somnolence dans la journée.
* Troubles de la mémoire et de la concentration.
* Irritabilité.
* Envie d'uriner la nuit.

Les jambes SANS REPOS

C'est un syndrome mal connu qui touche pourtant environ 8 % des Français, principalement les femmes, à partir de 30 ans environ.

LES SYMPTÔMES

Le syndrome des jambes sans repos (SJSR) ou maladie de Willis-Ekbom, qu'on surnomme aussi de manière plus poétique « les impatiences », est caractérisé par un besoin irrépressible de bouger les jambes et des sensations désagréables au niveau des membres inférieurs.

Les sensations peuvent avoir différentes intensités selon les cas, cela peut ressembler à des picotements, des fourmillements, des tiraillements, mais aussi produire une impression de décharge électrique et être douloureux dans les formes les plus graves.

Ces symptômes concernent parfois une jambe plus que l'autre, mais c'est en général plutôt symétrique. Ils se manifestent habituellement pendant les périodes de repos ou d'inactivité, et s'intensifient au cours de la soirée et de la nuit. Cela perturbe l'endormissement et, dans les cas les plus sévères, peut entraîner des interruptions du sommeil. Ces mouvements involontaires touchent plus particulièrement les extrémités des jambes, provoquant une extension du gros orteil, une flexion du pied. Mais parfois, ils entraînent une flexion du genou, voire de la hanche. Ils se produisent toutes les vingt à quarante secondes, sous forme de crises de cinq à vingt minutes qui surviennent plusieurs fois dans la nuit. Elles entraînent alors une réduction du temps de sommeil, certaines personnes sujettes au syndrome des jambes sans repos se plaignant de ne réussir à dormir que cinq à six heures par nuit.

Ces secousses peuvent également gêner le sommeil du conjoint, ce dernier ayant souvent l'impression de recevoir « des coups de pied » au milieu de la nuit.

LES CAUSES

Nous ne connaissons pas encore les raisons de cette maladie, mais elle pourrait être d'origine génétique, ou elle serait liée à une insuffisance en fer et un manque de dopamine. Certaines formes de jambes sans repos seraient la conséquence d'une insuffisance rénale, d'une grossesse ou dues à la prise de certains médicaments comme les antihistaminiques, neuroleptiques et antidépresseurs.

Les symptômes peuvent s'accentuer à certaines périodes en cas de stress ou de fatigue, et parfois régresser temporairement.

Quelquefois, le syndrome des jambes sans repos peut être gênant en journée, dans les situations où l'on doit rester immobile un certain temps comme pendant une réunion, un spectacle, ou un trajet en voiture.

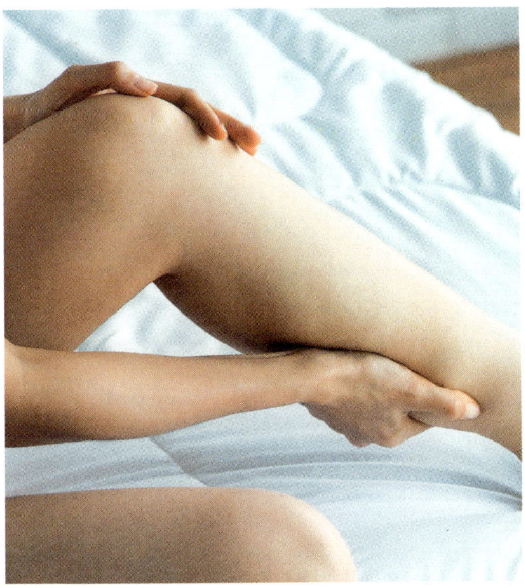

LES TRAITEMENTS

Il vous faut absolument consulter votre médecin si vous vous reconnaissez dans ces symptômes car la solution sera certainement médicamenteuse. Le médecin pourra vous prescrire des analyses, et si besoin, vous proposer une supplémentation en fer. Il vous demandera de supprimer ou au moins de diminuer votre consommation d'alcool et de caféine.

Une activité physique régulière peut améliorer les symptômes, mais une activité intense en fin de journée aura tendance à les accentuer.

Certains patients ont leurs petites astuces, comme des massages, le port de chaussettes de compression, ou l'emploi d'un surmatelas refroidissant, mais aucune étude n'a prouvé l'efficacité de ces méthodes.

À ne pas confondre

Le syndrome des jambes sans repos ne doit pas être confondu avec la sensation de jambes lourdes, due à une mauvaise circulation sanguine, et dont les symptômes disparaissent en allongeant les jambes.

La narcolepsie et **LES HYPERSOMNIES**

En plein milieu d'un geste, d'une phrase, tout à coup, la personne s'effondre sur elle-même, ses muscles se relâchent totalement, et elle semble dormir profondément : c'est la narcolepsie, un trouble du sommeil qui fait partie de ce qu'on appelle les « hypersomnies ».

UNE CONSTANTE ENVIE DE DORMIR

Les hypersomnies touchent environ 5 % de la population adulte. Elles correspondent à un besoin excessif de sommeil qui peut s'exprimer de plusieurs façons : par de longues nuits de sommeil, par des épisodes de somnolence dans la journée, allant jusqu'à un endormissement rapide et immédiat, et malgré tout, par une sensation d'épuisement chronique.

LES SIGNES

Il existe plusieurs sortes d'hypersomnies. Pour ce qu'on appelle les « hypersomnies secondaires », les causes sont très diverses : traumatisme crânien, maladie psychiatrique ou neurodégénérative, les suites d'une maladie infectieuse ou endocrinienne, ou encore une réaction à une substance toxique ou à un médicament. Bien qu'il s'agisse de maladies rares, les hypersomnies les plus connues sont la narcolepsie ou « syndrome de Kleine-Levin » et l'hypersomnie idiopathique.

La maladie la plus impressionnante est la narcolepsie avec cataplexie ou « maladie de Gélineau ». Elle est d'origine génétique et concerne seulement une personne sur 5 000, soit 0,02 % de la population. Elle se déclenche essentiellement chez les adolescents et les jeunes adultes et se caractérise par des endormissements soudains, involontaires et incontrôlés, accompagnés de cataplexie, une perte de tonus musculaire brutale.

La narcolepsie est connue du grand public car elle est souvent utilisée dans les films et les séries comme un ressort comique. Mais dans la réalité, la vie de ceux qui en souffrent est loin d'être une comédie. Ces épisodes de somnolence incontrôlée peuvent être dangereux pour eux et pour ceux qui les entourent car ils risquent de causer des chutes, des accidents et des blessures. Cette paralysie transitoire peut durer de quelques secondes à plusieurs minutes.

COMMENT DIAGNOSTIQUER ?

Pour réaliser un diagnostic, le médecin proposera à son patient de remplir un agenda du sommeil et de porter un actimètre.

Il existe aussi des tests spécifiques à ces troubles : le TILE (test itératif de latence d'endormissement) avec électroencéphalogramme, et des tests de maintien d'éveil (TME) qui sont utilisés pour évaluer la somnolence diurne et la propension au sommeil.

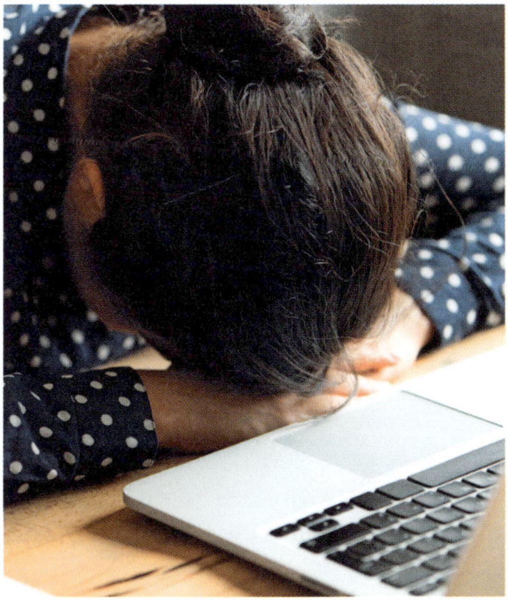

QUELS TRAITEMENTS EXISTENT ?

Comme les causes et le fonctionnement de ces pathologies sont encore mal connus, les traitements soignent les symptômes mais ne guérissent pas encore de la maladie. L'équilibre des traitements est difficile à trouver, les patients sont souvent pris en charge par un centre de référence spécialisé.

Dormir nous rendrait-il plus créatif ?

C'est ce que suggère le résultat d'une étude menée sur des patients narcoleptiques. Des équipes de chercheurs français (Inserm, CNRS, AP-HP) et italiens ont remarqué qu'ils avaient une créativité supérieure à la moyenne. L'explication viendrait de leur capacité à entrer brusquement dans le sommeil paradoxal, lors de leurs endormissements diurnes incontrôlables, sans passer par une phase de sommeil lent. Car comme nous l'avons vu dans le chapitre sur les rêves, c'est lors du sommeil paradoxal que les scénarios sont les plus imaginatifs et les plus extravagants.

LE SOMNAMBULISME
et autres parasomnies

Parler pendant son sommeil, grincer des dents, se lever de son lit... des phénomènes anormaux qui peuvent avoir lieu pendant le sommeil.

QU'EST-CE QUE LE SOMNAMBULISME ?

Le somnambulisme est un trouble du sommeil où la personne réalise des mouvements, des actes automatiques, involontaires et inconscients pendant son sommeil, et dont elle n'a aucun souvenir au réveil.

Très fréquent chez les enfants, puisque 25 % seraient concernés, le somnambulisme toucherait environ 2 % des adultes. Toutefois, ces chiffres sont difficiles à établir, car peu de personnes consultent pour somnambulisme. Pourtant, c'est un trouble qui peut réellement mettre en danger celui qui en souffre, voire ceux qui l'entourent. Le somnambule peut en effet avoir des comportements à risques, comme utiliser des couteaux de cuisine, allumer le four, ouvrir les fenêtres, voire sauter d'un étage... Et ainsi se réveiller avec des blessures, sans se souvenir de ce qui s'est passé dans la nuit.

Dans la moitié des cas, les somnambules n'ont pas ressenti de douleur au moment de l'accident nocturne, ce qui laisse les médecins sans réponse. C'est grâce à l'enregistrement de l'activité cérébrale en temps réel que les premières hypothèses ont pu être établies. Il semble que l'activité des différentes sphères du cerveau soit dissociée et que certaines zones ne soient pas en « état de fonctionnement » normal. Cela expliquerait que l'information de la douleur ne soit pas traitée, comme lors d'une période d'éveil.

Le somnambulisme aurait une cause génétique, on retrouve plusieurs cas dans une même famille. D'autres causes sont possibles comme l'épilepsie ou certains troubles psychiatriques. Il existe des traitements par l'hypnose pour les cas les plus légers, et médicamenteux pour les cas plus graves.

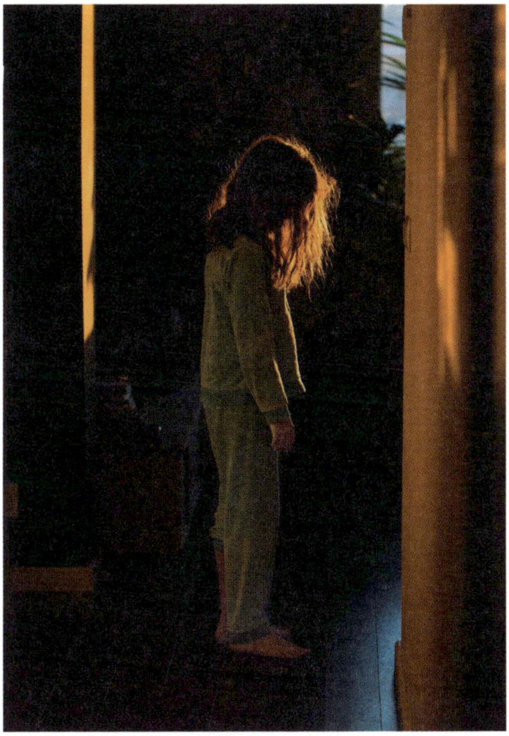

LES PARASOMNIES

Ces phénomènes, comme le bruxisme, les terreurs nocturnes, etc., sont appelés des « parasomnies » et se produisent lors de la phase de sommeil lent profond ou lors du sommeil paradoxal.

Parfois d'origine génétique, les parasomnies sont le plus souvent favorisées par des éléments extérieurs : maladie neurodégénérative, stress, fièvre ou même certains médicaments...

LE BRUXISME

Il s'agit de grincer des dents de manière plus ou moins consciente. Une affection principalement liée au système nerveux central et à la gestion du stress. Le bruxisme est une sorte de tic qui peut avoir de graves conséquences sur la mâchoire. On peut grincer des dents le jour de manière plus ou moins consciente, mais c'est surtout la nuit que les patients serrent les mâchoires.

Il est difficile de traiter les causes du bruxisme qui sont multifactorielles. Mais on peut déjà limiter ses effets avec le port d'une gouttière en plastique, la nuit. Celle-ci va s'user à la place des dents, et protéger ainsi l'émail.

Peut-on manger en dormant ?

Si vous vous réveillez avec les draps pleins de miettes et que vous prenez du poids, alors que vous faites attention à votre alimentation, vous faites peut-être partie des rares personnes qui mangent en dormant, une autre parasomnie.

Un Américain serait ainsi passé de 91 à 127 kg en seulement cinq ans. Une habitude que l'on a retrouvée chez d'autres membres de sa famille (sa mère, son cousin). Son cas a été étudié grâce à des caméras infrarouges filmant ses séances de boulimie nocturne.

La plupart du temps, cette parasomnie est déclenchée par la prise d'un médicament type benzodiazépine.

LES TERREURS NOCTURNES

Fréquentes chez les enfants, elles sont un mélange de somnambulisme et de somniloquie. Au milieu de la nuit, vous entendez votre enfant hurler et se débattre. Lorsque vous arrivez dans sa chambre, vous tentez de le rassurer mais vous avez l'impression qu'il ne vous entend pas. Au bout de quelques minutes, il se rendort, et le lendemain, il ne se souvient de rien. C'est pendant le sommeil profond, souvent en début de nuit, qu'ont lieu ces terreurs nocturnes. Elles apparaissent vers l'âge de 3 ou 4 ans, lorsque l'enfant manque de sommeil ou en réaction à un évènement de vie comme un déménagement.

Comme dans le cas du somnambulisme, il ne faut pas réveiller votre enfant, mais le rassurer et le protéger pour qu'il ne se blesse pas pendant les crises. Si elles deviennent fréquentes, n'hésitez pas à consulter.

L'ÉNURÉSIE OU LE FAMEUX « PIPI AU LIT »

Chez les bébés qui ne sont pas encore propres, quand la vessie a besoin d'être vidée, elle se vide automatiquement. L'enfant urine alors complètement et normalement sans s'en rendre compte pendant son sommeil. À partir de 3 ans, en cas d'envie nocturne, l'enfant sait contracter volontairement le sphincter et les muscles du périnée pour ne pas uriner sans le décider.

On ne peut parler d'énurésie qu'à partir de 5 ans, l'âge auquel le contrôle physiologique de la vessie est normalement acquis. Environ 10 % des enfants de plus de 5 ans souffrent du fameux « pipi au lit ».

Les causes sont multiples : génétique, psychologique, immaturité de la vessie... Il est important de faire un point avec un médecin pour vérifier que la vessie fonctionne normalement et écarter tout problème médical.

Il existe des traitements médicamenteux et des systèmes d'alarme qui peuvent permettre aux enfants d'apprendre à se lever seuls la nuit.

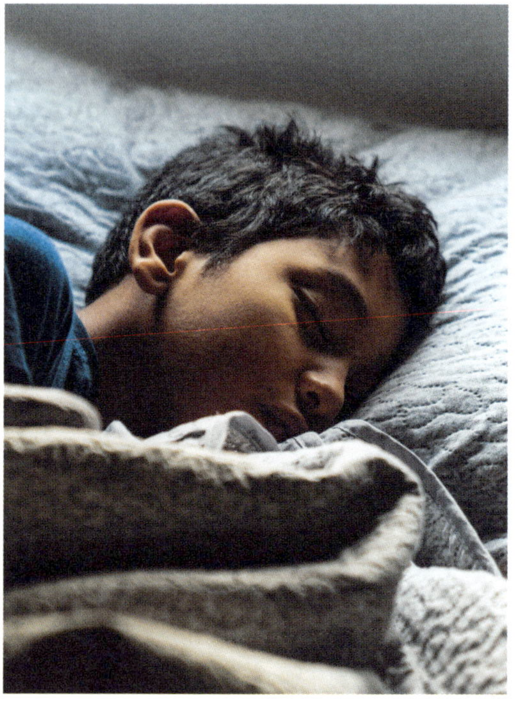

LES SEXSOMNIES

C'est un somnambulisme particulier où votre partenaire (souvent un homme) vous sollicite au milieu de la nuit pour une relation sexuelle... mais ne s'en souvient pas du tout le lendemain matin !

L'épisode de sexsomnie intervient en phase de sommeil profond. À ce moment-là, le cortex cérébral – responsable des sensations, des sentiments, de la conscience – est en veille, alors que la partie inférieure du cerveau, qui régit les envies sexuelles, fonctionne.

Les sexsomnies seraient favorisées par le stress, la consommation de drogues ou d'alcool, et le traitement contre la maladie de Parkinson.

C'est très rare et il ne faut pas hésiter à consulter, l'autre partenaire ne doit absolument pas se laisser « harceler » toutes les nuits.

PARLER DURANT LE SOMMEIL

Cela s'appelle la « somniloquie ». On estime que les deux tiers des Français ont déjà parlé dans leur sommeil. Lors d'une étude de chercheurs de l'hôpital de la Pitié-Salpêtrière, des micros ont été installés dans la chambre de patients, avec leur accord bien sûr.

Le mot le plus utilisé est « non », suivi de près par « merde », « putain », « arrête ». Ainsi, beaucoup de phrases sont négatives, interrogatives et aussi vulgaires. Et presque la moitié des vocalises nocturnes étaient des onomatopées comme « oh », « ah », « eh », « hue », « hou », « tss », « oh là là », « pff ».

Idée reçue : peut-on tuer un somnambule en le réveillant ?

Heureusement non, absolument pas ! Si vous essayez de le réveiller, il va probablement se sentir totalement désorienté mais il n'y a aucun risque qu'il fasse une crise cardiaque ou quoi que ce soit d'autre qui pourrait lui être fatal.

Cependant, réveiller brusquement un somnambule peut être dangereux... pour vous ! Il peut devenir violent et incontrôlable, car toutes les parties de son cerveau ne s'éveillent pas à la même vitesse. Celles de la réflexion et du raisonnement ne sont pas forcément les premières.

Mais alors, que faire face à un somnambule ? Dans la mesure du possible, essayez de le raccompagner calmement vers son lit en tentant de ne pas le réveiller. Évitez les contacts physiques et privilégiez l'usage de la parole. Si besoin, prononcez son nom à voix haute pour lui permettre de se réveiller moins brutalement qu'en étant secoué.

Le recours aux SOMNIFÈRES

Nous sommes les grands champions de la consommation de somnifères en Europe. Un Français sur dix en prend plusieurs soirs par semaine avant d'aller se coucher.

UNE CONSOMMATION ABUSIVE

En 2006, un rapport de la Haute Autorité de santé soulignait qu'un tiers des personnes âgées de plus de 65 ans consommait des somnifères de façon chronique, et dans un cas sur deux, cela n'était pas justifié. Alors que la prescription de ces traitements ne doit pas dépasser quelques semaines, il n'est pas rare de voir des ordonnances de somnifères renouvelées à plusieurs reprises, parfois même pendant plusieurs années. Or ces traitements entraînent une dépendance psychologique et physiologique, et ont de nombreux effets indésirables.

LES RISQUES

Il existe bien sûr des risques immédiats, en particulier la somnolence pendant la journée, qui peut entraîner des chutes ou des accidents. Sur le long terme, la prise de benzodiazépines sur une période de plus de trois mois chez les personnes de plus de 65 ans augmente le risque de démence et de maladies neurodégénératives. Aussi, plus la prise de ces médicaments est longue, plus les risques s'accroissent. Les somnifères peuvent être utiles dans certains cas, dans le cadre d'un suivi médical personnalisé, mais ils ne peuvent pas être la seule option pour soigner l'insomnie. Le traitement médicamenteux doit absolument être accompagné d'une approche comportementale.

LES FAMILLES DE SOMNIFÈRES

Le plus prescrit est le zolpidem de la famille des imidazopyridines. Il a une action rapide et de courte durée, donc il est plutôt utile pour ceux qui ont du mal à s'endormir.

Les benzodiazépines sont des anxiolytiques qui ont aussi un effet sur les troubles du sommeil. Leur usage est limité à vingt-huit jours maximum. Elles doivent être prises juste avant le coucher, car elles agissent en vingt minutes seulement : il est donc important d'être au lit à ce moment-là pour ne pas risquer de tomber et de se blesser. Leur prise est incompatible avec la conduite d'une voiture à cause du risque de somnolence. Quelques exemples de médicaments contenant des benzodiazépines ou des molécules apparentées : Valium®, Stilnox®, Imovane®, Havlane®, le lormétazépam, Mogadon®, Nuctalon®...

Les antihistaminiques sont habituellement utilisés pour traiter les allergies, mais leur qualité sédative peut être utilisée pour les insomnies passagères. Par exemple, Donormyl®, la doxylamine, Lidène®, Théralène®, Phénergan®, sont des antihistaminiques.

La prescription d'antidépresseurs a légèrement augmenté ces dernières années dans le cadre de la prise en charge des troubles du sommeil. Pourtant leur efficacité dans cette indication n'a pas été démontrée.

L'ARRÊT DU TRAITEMENT

Après une prise régulière de somnifères, l'arrêt doit être progressif pour éviter le retour des troubles du sommeil. Dans l'idéal, il vaut mieux commencer le sevrage en étant dans de bonnes conditions psychologiques, sans stress ni souci. Il peut y avoir quelques effets secondaires les premiers jours, comme de la nervosité ou une difficulté à s'endormir ; il ne faut pas baisser les bras, mais continuer de doucement diminuer les doses.

Le saviez-vous ?

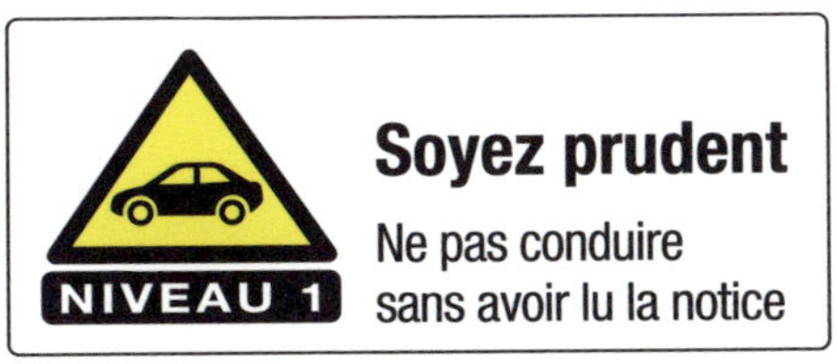

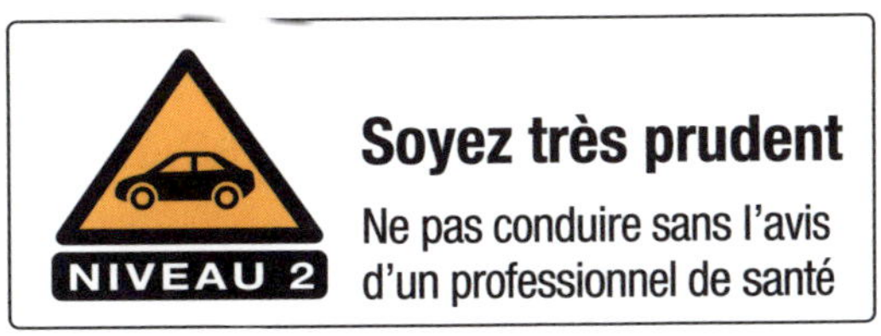

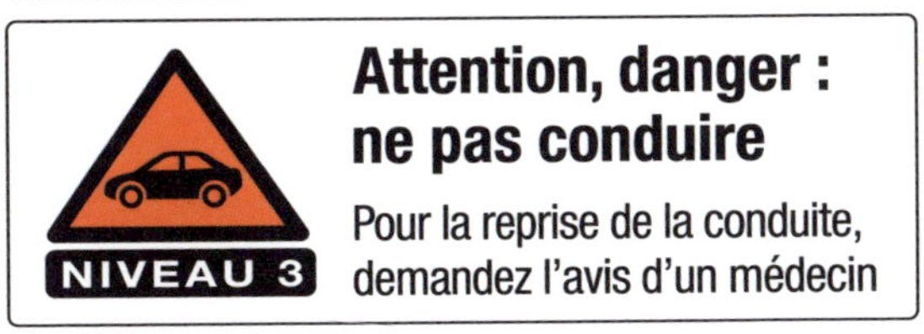

Les boîtes de médicaments informent le malade sur l'intensité des effets du médicament. Fiez-vous aux indications et à la notice avant de prendre (ou pas) le volant. (Source : Sécurité routière)

Fatigue ET COVID

Depuis le début de l'épidémie du COVID-19, les Français se plaignent de moins bien dormir. Problèmes d'endormissement, insomnies ou même hypersomnies... Les troubles du sommeil ont augmenté et on leur a même donné un surnom : la « coronasomnie ».

PENDANT LE CONFINEMENT

Une étude française, l'étude COCONEL, menée par le professeur Damien Léger, a suivi un millier de personnes pendant et après le confinement.

Les effets du confinement ont été particulièrement importants sur le sommeil des Français. 74 % d'entre eux se sont plaints de problèmes de sommeil, contre 49 % en 2017. Et le pourcentage est même passé à 80 % chez les personnes de moins de 35 ans. La prise d'hypnotiques a elle aussi augmenté : après le confinement, 16 % des personnes en ont pris régulièrement, contre 8 % auparavant. La cause de cette consommation réside sans doute dans l'anxiété induite par la période, en particulier pour ceux qui ont passé beaucoup de temps à s'informer de la situation.

UN MOIS APRÈS LA FIN DU CONFINEMENT

Les personnes de l'étude dormaient mieux, mais les plaintes restaient plus nombreuses qu'avant l'épidémie. La période, stressante, voire angoissante pour certains, a accentué le risque d'insomnies. Pour les personnes les plus sensibles, une distance avec l'actualité et les « mauvaises nouvelles » peut être une première solution pour retrouver un peu de sérénité et le sommeil.

LA FATIGUE PERSISTANTE : L'UN DES SYMPTÔMES PRINCIPAUX DU COVID LONG

Après avoir récupéré du COVID, une fatigue persistante a été remarquée chez la majorité des malades. Selon une étude irlandaise de 2020, dix semaines après la guérison des symptômes du COVID, la fatigue était toujours présente chez la moitié des 128 personnes observées, qu'elles aient eu une forme bénigne ou plus grave.

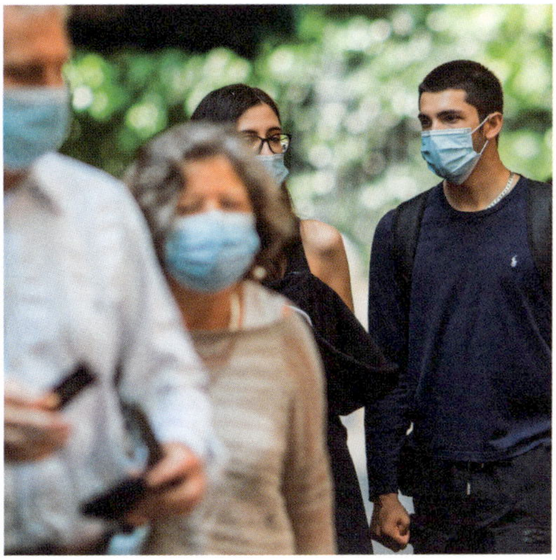

Après une maladie infectieuse, il n'est pas rare de ressentir de la fatigue. Le système immunitaire a été mis à rude épreuve, et le corps doit « se refaire une santé ». Mais après le COVID, la fatigue peut être longue et intense, et réapparaître brutalement après une période d'amélioration. Il ne faut donc pas hésiter à consulter son médecin pour trouver avec lui une prise en charge adaptée.

Témoignage : Marie, 30 ans

« J'ai eu les premiers symptômes du COVID en avril. Moi qui suis dynamique et sportive, j'étais totalement abattue. J'avais l'impression d'avoir une très grosse grippe. Petit à petit, la douleur à la poitrine et les essoufflements ont disparu, mais la fatigue est restée.

Les semaines suivantes, j'ai eu la sensation d'être un personnage de jeu vidéo. Je commençais la journée avec une barre d'énergie rechargée à bloc, mais celle-ci diminuait très rapidement. Après avoir pris une douche et m'être occupée de mes enfants pour les emmener à l'école, je me sentais épuisée et je devais faire une sieste pour recharger les batteries.

Les semaines suivantes, j'étais de plus en plus fatiguée, j'avais du mal à marcher, à me concentrer... Mon médecin m'a prescrit un arrêt de travail et conseillé de me reposer.

J'ai passé les mois de juin et de juillet à dormir tout l'après-midi. Je ressentais une fatigue très intense, je n'avais même pas envie de lire ou de regarder un film alors que normalement je suis très active.

Petit à petit, je me suis sentie mieux, mais certains jours, la fatigue me reprend et m'empêche de faire tout ce que j'avais prévu de faire. Je suis suivie à l'hôpital pour ce qu'on appelle désormais les symptômes du COVID long. »

Notre société
NOUS PERMET-ELLE DE BIEN DORMIR ?

Tous les spécialistes s'accordent sur le fait que connaître nos réels besoins en sommeil est presque impossible aujourd'hui. Pour cela, il faudrait avoir deux semaines de vacances devant nous, sans aucune obligation, et prendre le temps de nous écouter, avec deux règles seulement : pas de réveil le matin, et nous coucher dès que nous ressentons les premiers signes de fatigue, sans attendre.

Au bout de quelques jours, une fois notre dette de sommeil équilibrée, nous pourrions nous apercevoir que nous nous levons et nous couchons à des horaires plutôt stables... L'idéal serait alors de reproduire cet équilibre au retour des vacances. Mais comment faire au quotidien ? Car, à moins d'être retraités, impossible de suivre notre propre rythme ! Entre l'école, le travail, les loisirs, la famille, les amis... Notre société nous impose un emploi du temps chargé, auquel il est bien difficile de déroger. C'est dès l'enfance que les parents nous tirent du lit pour aller à l'école, pour ne pas eux-mêmes arriver en retard sur leur lieu de travail. Au lycée, il n'est pas rare que les adolescents doivent se lever avant 7 heures du matin, voire avant 6 heures, pour attraper leur bus, et commencer les cours à 8 heures. Une aberration quand on sait que les besoins en sommeil à cet âge-là sont particuliers et que l'adolescence est souvent synonyme de décalage de phase, c'est-à-dire que leur horloge biologique les pousse à s'endormir un peu plus tard le soir. Les adolescents accumulent des dettes de sommeil toute la semaine et s'écroulent le week-end, épuisés.

Une fois adulte, ce n'est pas mieux. De plus en plus de professions obligent les employés à travailler en horaires décalés ou de nuit, bien que leur métier ne soit pas un métier dit « d'urgence ». Ils sont nombreux à travailler au moment où ils devraient plutôt se reposer.

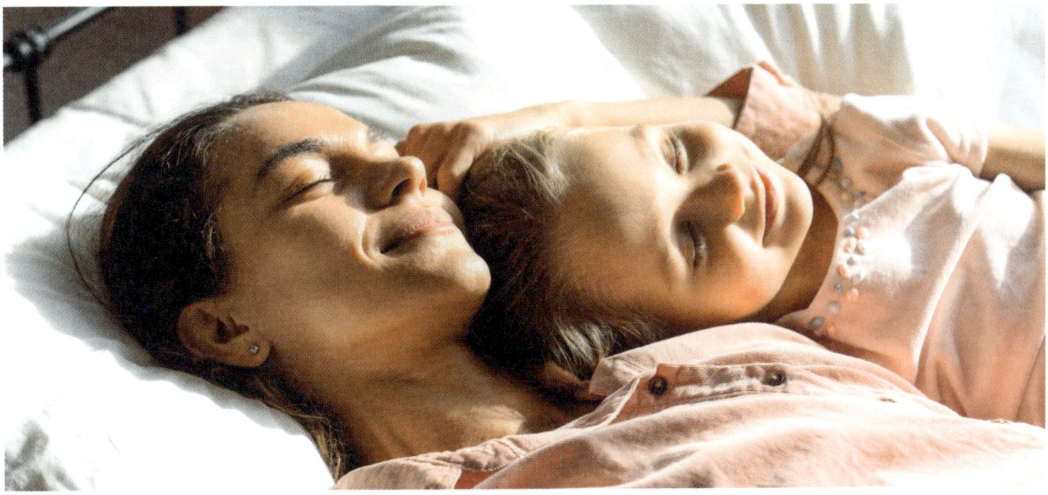

Le monde du travail commence seulement à s'y intéresser avec le secteur du nettoyage des bureaux. Bien souvent, les personnes chargées de cette tâche se rendent sur leur lieu de travail très tôt le matin ou très tard le soir, pour ne pas « déranger » les salariés des bureaux. Ces horaires induisent des difficultés familiales et d'accès aux transports, rendant leur santé souvent très précaire, et leur vie stressante. L'objectif est à terme de calquer le plus possible leurs horaires sur les horaires de bureau.

Durant le confinement, tout le monde s'est félicité de vivre un certain ralentissement. Un peu extrême certes, un peu forcé, mais qui a permis à chacun de gagner le temps précieux passé habituellement dans les transports, d'en profiter pour dormir un peu plus tard le matin... Et grâce au télétravail, de même pouvoir s'autoriser une petite sieste ! Pourquoi ne pas essayer de prendre exemple sur ces semaines suspendues ? Profiter des quelques jours en télétravail pour bien manger grâce à des petits plats maison, faire chaque jour une heure d'activité physique, faire le plein de lumière solaire, en se rendant à son travail à pied par exemple, ou en faisant une balade à la pause déjeuner... Et quand vient le soir, tamiser les lumières, laisser nos écrans éteints, et nous retrouver en famille, pourquoi pas autour d'une histoire à dormir debout...

Peu de place est accordée au sommeil dans les programmes de prévention santé pour le moment ; pourtant, vous l'aurez compris grâce à la lecture de ce livre, il est difficile de rattraper les conséquences du manque de sommeil.

Alors oubliez l'adage qui dit que « l'avenir appartient à ceux qui se lèvent tôt », et dites-vous plutôt désormais qu'une bonne santé appartient à celui qui dort bien.

Test d'Epworth POUR ÉVALUER VOTRE SOMNOLENCE

Comment évaluez-vous le risque de vous assoupir ou de vous endormir dans les conditions décrites ci-dessous ?

CHOISISSEZ ENTRE :

- **NUL (0 POINT)**
- **FAIBLE (1 POINT)**
- **MODÉRÉ (2 POINTS)**
- **ÉLEVÉ (3 POINTS)**

1. En lisant assis :	....
2. Devant la télévision ou au cinéma :	....
3. Assis et inactif dans un lieu public (salle d'attente, réunion…) :	....

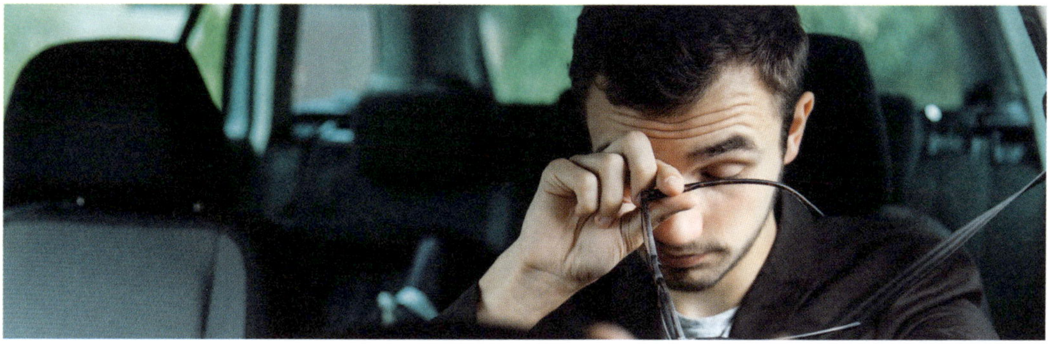

4. En tant que passager dans un transport pendant plus d'une heure sans arrêt :	....
5. Pendant une pause en milieu de journée :	....
6. Assis, en parlant avec quelqu'un :	....
7. Après un repas sans alcool en étant assis :	....
8. Dans une voiture lors d'un arrêt temporaire dans la circulation :	....

RÉSULTATS :

Moins de 8 points : vous ne présentez pas de dette de sommeil.

De 9 à 14 points : vous présentez un déficit de sommeil.

Plus de 15 points : vous êtes sujet à la somnolence diurne de manière excessive. Vous souffrez peut-être du syndrome d'apnée du sommeil. Il est conseillé de consulter.

Les 10 commandements POUR BIEN DORMIR

1. Tous les soirs à la même heure, tu te coucheras, et tous les matins à la même heure, tu te réveilleras. Même le week-end. En tout cas tu essaieras…

2. Quand sonnera ton réveil, tu te lèveras.

3. À la lumière du jour, tu t'exposeras.

4. À la bonne température (18-19 °C), ta chambre sera.

5. Au moins une bonne heure avant de te coucher, tes écrans tu éteindras.

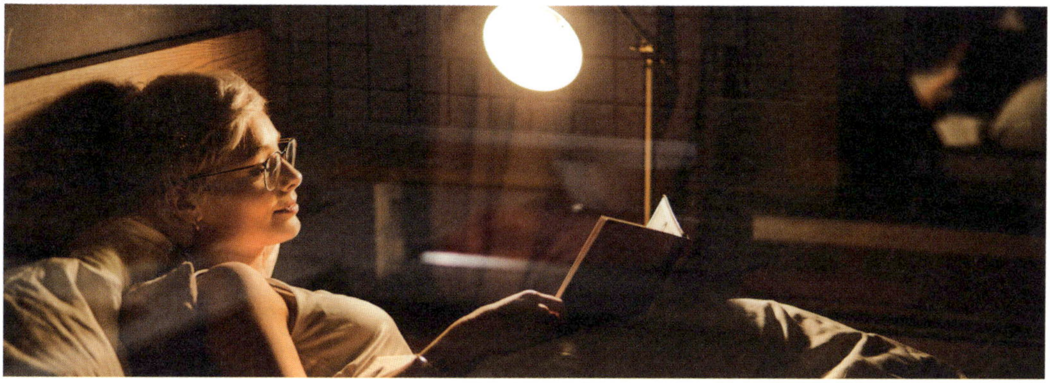

6. Au dîner tu ne jeûneras point, mais au moins trois heures avant d'aller te coucher, un repas point trop gras tu dégusteras.

7. L'alcool et les boissons sucrées tu éviteras.

8. Dès les premiers signes d'endormissement le soir, tu te coucheras.

9. Des sports doux le soir tu privilégieras, et le matin, la course et le cardio tu feras.

10. En prenant soin de toi et en te détendant la journée, les angoisses de la nuit tu éviteras.

À vous de jouer !

Notez vos ressentis, vos bonnes résolutions, vos nouvelles habitudes, vos progrès...

Bibliographie

LES CENTRES DU SOMMEIL

La liste des centres du sommeil homologués par la Société française de recherche et médecine du sommeil est à retrouver sur : https://www.sfrms-sommeil.org/carte-des-centres-agrees/

LES SITES INTERNET

Le site www.allodocteurs.fr

Vous y retrouverez les reportages du *Magazine de la santé*, émission télévisée quotidienne consacrée à la santé et au bien-être, et des dossiers sur le sommeil, les insomnies, l'apnée du sommeil, les différentes thérapies existantes, les études en cours, les derniers résultats des chercheurs...

Le réseau Morphée (https://reseau-morphee.fr).

Le site du ministère de la Santé (www.sante.fr).

Le site de l'Assurance maladie (www.ameli.fr).

Le dossier *Sommeil* de l'Inserm (www.inserm.fr/dossier/sommeil).

L'Institut national du sommeil et de la vigilance : (https://institut-sommeil-vigilance.org).

LES LIVRES DE RÉFÉRENCE

Isabelle Arnulf, *Une fenêtre sur les rêves. Neuropathologie et pathologies du sommeil*, Paris, Odile Jacob, 2014.

Daniel Pennac, *La Loi du rêveur*, Paris, Gallimard, 2020.

Matthew Walker, *Pourquoi nous dormons : le pouvoir du sommeil et des rêves*, Paris, La Découverte, 2018.

Remerciements

Dr Nicolas Juenet, psychiatre, médecin du sommeil à la clinique Lyon-Lumière.

Solveig Darrigo, diététicienne.

Dr Damien Léger, spécialiste du sommeil à l'Hôtel-Dieu AP-HP.

Gaëlle Chauvin, rédactrice en chef du pôle santé de 17 Juin.

Et Paul, mon fils de 4 mois, qui m'a permis de découvrir les nuits sans sommeil et le plaisir de la sieste.

Mise en garde

Malgré tout le soin apporté à la rédaction de cet ouvrage, une erreur aura pu s'y glisser. L'autrice et les Éditions Larousse déclinent toute responsabilité concernant les propos présentés. Ce livre ne saurait remplacer un médecin ni se substituer à un traitement médical. Il appartient au lecteur de prendre ses responsabilités en matière de sécurité et de connaissances de sa condition physique. L'autrice et les Éditions Larousse ne sauraient être tenus pour responsables des conséquences qui découleraient de l'utilisation du présent ouvrage ni, bien sûr, en cas d'interprétation erronée.

Dans la même collection :

Allo Docteurs, En finir avec les troubles digestifs, de Claire Ricard et Marie Anton

Allo Docteurs, En finir avec le sucre, de Claire Ricard

Direction de la publication : Isabelle Jeuge-Maynart et Ghislaine Stora

Direction éditoriale : Émilie Franc

Édition : Viviane du Guiny

Préparation de copie : Clément Saliou

Relecture des épreuves : Claudia Mericskay

Direction artistique : Mélissande Mestas et Géraldine Lamy

Couverture : Frédéric Manlay

Création graphique : Camille de Montmorillon

Mise en page : Carl Brand

Fabrication : Donia Faiz

Photographies et illustrations : © Shutterstock

sauf p. 14, 19, 21, 50 et 90 : Carl Brand

ISBN : 978-2-03-601827-3

Pour les éditions Larousse, le principe est d'utiliser des papiers composés de fibres naturelles, renouvelables, recyclables et fabriquées à partir de bois issus de forêts qui adoptent un système d'aménagement durable. En outre, les éditions Larousse attendent de leurs fournisseurs de papier qu'ils s'inscrivent dans une démarche de certification environnementale reconnue.

PAPIER À BASE DE FIBRES CERTIFIÉES

LAROUSSE s'engage pour l'environnement en réduisant l'empreinte carbone de ses livres. Celle de cet exemplaire est de : 1 kg éq. CO_2 Rendez-vous sur www.larousse-durable.fr

Imprimé en Espagne par Macrolibros SL

Dépôt légal : mars 2022

329624/01 – 11048626 – janvier 2022